脊柱伤病中医古籍精选类编

李念虎 主编

山东科学技术出版社

·济南·

图书在版编目（CIP）数据

脊柱伤病中医古籍精选类编/李念虎主编.— 济南：山东科学技术出版社，2024.5
ISBN 978-7-5723-2074-3

Ⅰ.①脊… Ⅱ.①李… Ⅲ.①脊柱病 – 中医疗法 – 中医典籍 – 汇编 Ⅳ.① R274

中国国家版本馆 CIP 数据核字 (2024) 第 082643 号

脊柱伤病中医古籍精选类编

JIZHU SHANGBING ZHONGYI GUJI JINGXUAN LEIBIAN

责任编辑：夏元枢
装帧设计：李晨溪

主管单位：山东出版传媒股份有限公司
出 版 者：山东科学技术出版社
　　　　　地址：济南市市中区舜耕路 517 号
　　　　　邮编：250003　电话：（0531）82098088
　　　　　网址：www.lkj.com.cn
　　　　　电子邮件：sdkj@sdcbcm.com
发 行 者：山东科学技术出版社
　　　　　地址：济南市市中区舜耕路 517 号
　　　　　邮编：250003　电话：（0531）82098067
印 刷 者：济南升辉海德印业有限公司
　　　　　地址：山东省济南市高新区科创路 2007 号
　　　　　　　　院内东车间 3 号
　　　　　邮编：250104　电话：（0531）88912938

规格：16 开（170 mm×240 mm）
印张：9.5　字数：150 千　印数：1~1 500
版次：2024 年 5 月第 1 版　印次：2024 年 5 月第 1 次印刷
定价：40.00 元

在浩如烟海的中医古籍中，关于脊柱伤病的记载散落各处，历来为医者所重视。脊柱作为人体的中轴，其重要性不言而喻。然而，古籍中的相关论述或因时代久远，文字艰涩，或因流派众多，观点各异，给后世学习和研究带来了不少困难。鉴于此，我特地将这些珍贵的古籍原文进行整理，编撰成这部《脊柱伤病中医古籍精选类编》，以期为中医骨伤科学的发展贡献一份力量。

本书的编撰宗旨在于"溯本求源，古为今用"。我深感中医古籍乃先贤智慧的结晶，其中包含着对脊柱伤病的深刻认识和独到治法。通过深入挖掘这些古籍原文，我们不仅能够更加准确地理解脊柱伤病的中医病因病机，还能够从中汲取宝贵的诊疗经验，为现代医学提供有益的借鉴。

本书在内容编排上力求系统、全面、实用。我们根据古病名的不同，将脊柱伤病分为若干门类，每门类下再详细列举相关的古籍原文。在选取原文时，我们注重文献的权威性和代表性，力求呈现给读者最为经典、最有价值的古籍内容，使读者能够更好地汲取古籍的精髓。然而古籍之浩瀚使其难以全部检索，且由于时间较紧，疏漏谬误之处在所难免，敬请各位同道和广大读者批评指正，在此致以诚挚的谢意。

中医的整体观念和辨证论治的精神在阐述病因病机时发挥得淋漓尽致。这部分古籍注重从整体角度分析脊柱伤病的发生与发展，强调内外因素的相互作用和影响；在介绍诊疗方案时，强调辨证论治的重要性，提倡根据患者的具体情况提供不同的治疗方药。同时，遣方用药注重发挥中医"简、便、廉、验"的特色优势，力求为患者提供更加合理、实效的治疗手段。

值得一提的是，本书在编撰过程中特别关注了中医方药的运用。我们知道，中药、方剂是中医治疗疾病的重要武器。古籍中对于中草药的运用有着丰富的记载和独到的见解。本书精选了古籍中常用的中草药及药方，并对其功效、用法进行了详细的介绍。我们相信，这些珍贵的临床方药资源能够为现代中医治疗脊柱伤病提供更多的选择和可能。

在中医骨伤科学的发展历程中，无数的先辈医者为之付出了艰辛的努力，他们的智慧和经验是我们今天能够站在巨人肩膀上继续前行的重要支撑。我在编撰这部《脊柱伤病中医古籍精选类编》的过程中，时刻感受到这些先辈医者的精神力量。他们严谨治学、勇于创新的精神激励着我在中医骨伤科学的道路上不断前行。

同时，我也要感谢所有为本书编撰提供帮助和支持的同仁和朋友们。他们的宝贵建议和意见使本书的内容更加完善、更加丰富。《脊柱伤病中医古籍精选类编》的出版是我们共同努力的成果。我们希望这部书能够为中医骨伤科学的研究者和临床实践者提供有益的参考。同时，我们也期待这部书能够引起更多人对中医骨伤科学的关注和兴趣，为推动中医事业的发展贡献一份力量。

中医骨伤科学博大精深，脊柱伤病的诊疗更是其中的重要组成部分。我相信，随着研究的不断深入和实践的不断发展，中医在治疗脊柱伤病方面将会展现出更加广阔的前景和更加独特的优势。愿我们携手共进，为中医骨伤科学的繁荣发展作出更大的贡献！

最后，衷心祝愿广大读者朋友们身体健康、工作顺利、阖家幸福！愿中医之光照亮更多人的健康之路！

李念虎

目录

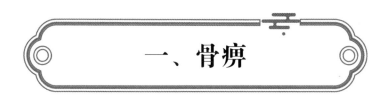

一、骨痹

【病因病机】

1.《黄帝内经·素问·长刺节论》

病在骨，骨重不可举，骨髓酸痛，寒气至，名曰骨痹。

2.《症因脉治·卷三·痹证论·内伤痹症·肾痹》

肾痹之症　即骨痹也，善胀腰痛遗精，小便时时变色，足挛不能伸，骨痿不能起，此肾痹之症也。

肾痹之因　《内经》云：或远行劳倦，逢大热而渴，水不胜火，则骨枯而髓虚。或不慎房劳，精竭血燥，则筋骨失养，腰痛不举，而肾痹之症作矣。

肾痹之脉　两尺细数，或见浮大。肾脉本沉，今反躁疾，水衰火动，肾痹之脉。

3.《华佗神方·卷一·华佗论病理神方·论骨痹》

骨痹者，乃嗜欲不节伤于肾也。气内消则不能关禁，中上俱乱，三焦之气，痞而不通，饮食糟粕，精气日衰，邪气妄入，上冲心舌，其候为不语；中犯脾胃，其证为不充；下流腰膝，其象为不遂；旁攻四肢，则为不仁。寒在中则脉迟，热在中则脉数，风在中则脉浮，湿在中则脉濡，虚在中则脉滑，其证不一，要在详明耳。

4.《诸病源候论·卷之一·风病诸候上·风痹候》

冬遇痹者为骨痹，则骨重不可举，不随而痛。

5.《华氏中藏经·卷中·论骨痹第三十八》

骨痹者，乃嗜欲不节，伤于肾也。肾气内消，则不能关禁，不能关禁，则中上俱乱，中上俱乱，则三焦之气痞而不通，三焦痞而饮食不糟粕，饮食不糟粕则精气日衰，精气日衰则邪气妄入，邪气妄入则上冲心舌，上冲心舌则为不语，中犯脾胃则为不充，下流腰膝则为不遂，傍攻四肢则为不仁。寒在中则脉迟，热在中则脉数，风在中则脉浮，湿在中则脉濡，虚在中则脉滑，其证不一，要在详明，治疗法列于后章。

6.《圣济总录·卷第二十 诸痹门·骨痹》

论曰：《内经》谓人有身寒，汤火不能热，浓衣不能温，然不冻栗。是人者，素肾气胜，以水为事，太阳气衰，肾脂枯不长，一水不能胜两火。肾者水也，而生于骨，肾不荣则髓不能满，故寒甚至骨也。所以不能冻栗者，肝，一阳也；心，二阳也；肾，孤脏也，一水不能胜二火，故不能冻栗。病名曰骨痹，是人当挛节也。夫骨者肾之余，髓者精之所充也。肾水流行，则髓满而骨强。迨夫天癸亏而凝涩，则肾脂不长；肾脂不长，则髓涸而气不行，骨乃痹而其证内寒也。虽寒不为冻栗，则以肝心二气为阳火，一水不能胜之，特为骨寒而已，外证当挛节，则以髓少而筋燥，故挛缩而急也。

7.《类经·三十一卷 会通类·疾病·皮毛筋骨病》

虚邪之中人也，洒淅动形，起毫毛而发腠理。其入深，内搏于骨，则为骨痹。搏于筋，则为筋挛。虚邪之入于身也深，寒胜其热，则骨疼肉枯，热胜其寒，则烂肉腐肌为脓，内伤骨，为骨蚀。有所疾前筋，发为筋溜。以手按之坚，骨与气并，日以益大，则为骨疽。有所结，中于肉，无热则为肉疽。

8.《诸病源候论·卷之三·虚劳病诸候上·虚劳风痿痹不随候》

夫风寒湿三气合为痹。病在于阴，其人苦筋骨痿枯，身体疼痛，此为痿痹之病。

【诊疗方案】

1.《类证治裁·卷之五·痹症论治》

治痹而用风门通套之剂，医之过也。痹症非不有风，然风入阴分，与寒湿互结，扰乱其血脉，致身中之阳不通于阴，故致痹也。古方多有用（麻黄、白芷）者，以（麻黄）能通阳气，（白芷）能行营卫，然已入四君四物等汤中，非专发表也。至于攻里，则从无用之者，以攻里药皆苦寒，用之则阳愈结，

其痹转入诸腑而成死症矣。（《医通》）

2.《辨证奇闻·卷二·痹证》

胸背、手足、腰脊牵连疼痛不定，头重不举，痰唾稠粘，口角流涎，卧则喉中有声，人谓痹症，宜控涎丹。

3.《黄帝素问宣明论方·卷一·诸证门·骨痹证》

附子汤主之：治肾藏风寒湿骨痹，腰脊痛，不得俯仰，两脚冷，受热不遂，头昏耳聋音浑。

4.《全生指迷方·卷二·痹证》

骨痹不已，舍之于肾，其状善胀，尻以代踵，脊以代头。

5.《明医杂著·卷之四·风症》

愚按丹溪先生云：痰病之原，有因热而生痰者，亦有因痰而生热者，有因风、寒、暑、湿而得者，有因惊而得者，有因气而得者，有因食积而得者，有脾虚不能运化而生者。若热病则多烦热，风痰多成瘫痪奇症，冷痰多成骨痹，湿痰多怠惰软弱，惊痰多成心痛、癫疾，饮痰多胁痛、臂痛，食积痰多成癖块痞满，其为病种种难名。窃谓前症若因肾水虚弱，阴亏难降，使邪水上溢，故多痰唾，宜滋其化源，其痰自消；若因肝木侮脾土，而风痰壅滞者，先用南星、半夏清其痰，后用六君子之类调胃气，痰自不生，若概用风药耗其阳气，而绝阴血之源，适足以成其风益其病也。

【常用本草】

1.《圣济总录·卷第二十 诸痹门·骨痹》

补骨髓，治寒湿，肉从蓉丸方。

肉苁蓉（酒浸，切，焙，一两）　獭肝（一具，涂酥炙，切）　柴胡（去苗）秦艽（去苗土，各三分）　巴戟天（去心）　黄芪（锉，各一两）　人参（半两）　白茯苓（去黑皮，三分）　熟干地黄（切，焙，半两）　泽泻　附子（炮裂，去皮脐，各三分）　远志（去心，一两）　山芋　葳蕤子（炒去角，各半两）　石斛（去根，三分）　厚朴（去粗皮，姜汁炙）　五味子　桂（去粗皮）　桃仁（汤浸去皮尖、双仁，炒，别研）　丁香　木香（各半两）当归（切，焙三分）　芍药　陈橘皮（汤浸去白，焙）　赤石脂　槟榔　白

术　干姜（炮）　郁李仁（汤浸去皮尖，炒，研）　甘草（炙，锉）　牡丹皮　蜀椒（去目并闭口者，炒出汗）　山茱萸　芎䓖　牡蛎（炒，各半两）

上三十五味，捣研为末，再和匀炼蜜，和杵数百下，丸如梧桐子大。每服温酒下三十丸，不拘时，日三服。

治肾虚骨痹，肌体羸瘦，腰脚酸痛，饮食无味，小便滑数，石斛丸方。

石斛（去根）　牛膝（酒浸，切，焙）　续断（各三分）　菟丝子（酒浸，别捣）　石龙芮（炒）　桂（去粗皮，各一两）　肉苁蓉（酒浸，切，焙，三分）　鹿茸（去毛，酥炙，一两）　杜仲（去粗皮，炙，锉）　白茯苓（去黑皮）　熟干地黄（切，焙，各三分）　附子（炮裂，去皮脐，一两）　巴戟天（去心，半两）　防风（去叉，三分）　桑螵蛸（炙）　芎䓖（各半两）　山茱萸（三分）　覆盆子（半两）　补骨脂（微炒）　荜澄茄（各三分）　五味子（半两）　泽泻（一两）　沉香　蘹香子（微炒，各三分）　薏苡仁（炒一两）

上二十五味，捣罗为末，炼蜜和杵数百下，丸如梧桐子大。每服空心以温酒下三十丸，日二服。

治肾虚骨痹，面色萎黑，足冷耳鸣，四肢羸瘦，脚膝缓弱，小便滑数。补肾熟干地黄丸方。

熟干地黄（切，焙）　肉苁蓉（酒浸，切，焙）　磁石（煅，醋淬，各二两）　山茱萸（三分）　桂（去粗皮）　附子（炮裂，去皮脐，各一两）　山芋（三分）　牛膝（酒浸，切，焙，一两）　石南　白茯苓（去黑皮）　泽泻　黄芪（锉，各三分）　鹿茸（去毛，酥炙，二两）　五味子（三分）　石斛（去根，锉，一两）　覆盆子　远志（去心，各三分）　补骨脂（微炒，一两）　草薢（锉）　巴戟天（去心，各三分）　杜仲（去粗皮，炙，锉，一两）　菟丝子（二两，酒浸，别捣）　白龙骨（一两）

上二十三味，捣罗为末，炼蜜和杵数百下，丸如梧桐子大。每服空心以温酒下三十丸，日三服。

治肾脏中风寒湿成骨痹，腰脊疼痛，不得俯仰，两脚冷痛，缓弱不遂，头昏耳聋，语音浑浊，四肢沉重，附子独活汤方。

附子（炮裂，去皮脐）　独活（去芦头，各一两）　防风（去叉）　芎䓖　丹参　草薢　菖蒲（各半两）　天麻　桂（去粗皮，各一两）　黄芪（半两）

当归（切，焙，一两） 细辛（去苗叶） 山茱萸 白术 甘菊花 牛膝（酒浸，切，焙） 枳壳（去瓤，麸炒） 甘草（炙，锉，各半两）

上一十八味，锉如麻豆。每服三钱匕，以水一盏，生姜三片，煎至七分，去滓，不计时候温服。

治肾脏气虚，骨痹缓弱，腰脊酸痛，脐腹虚冷，颜色不泽，志意昏愦，鹿茸天麻丸方。

鹿茸（去毛，酥炙，二两） 天麻（一两半） 附子（炮裂，去皮脐） 巴戟天（去心） 菖蒲（各一两） 石斛（去根，锉，一两半） 干蝎（去土，炒） 萆薢（锉） 桂（去粗皮） 牛膝（酒浸，切，焙） 天雄（炮裂，去皮脐） 独活（去芦头） 丹参 当归（切，焙） 杜仲（去粗皮，炙，锉，各一两） 肉苁蓉（酒浸，切，焙，一两半） 磁石（煅，醋淬，细研，水飞过，一两）

上一十七味，捣罗为末，炼蜜和匀，捣三五百下，丸如梧桐子大。每服二十丸，加至三十丸，空心及晚食前以温酒下。

治肾脏久虚，骨疼腰痛足冷，少食无力，肾沥汤方。

磁石（煅，醋淬，二两） 肉苁蓉（酒浸，切，焙） 黄芪 人参 白茯苓（去黑皮） 芎䓖 桂（去粗皮） 菖蒲 当归（切，焙） 熟干地黄（切，焙） 石斛（去根） 覆盆子 干姜（炮） 附子（炮裂，去皮脐） 五味子（各一两）

上一十五味，锉如麻豆。每服三钱匕，用羊肾一只，去脂膜，先用水二盏，煮肾取汁一盏，去肾入药末，煎至七分，去滓，温服，空心、日午、夜卧共三服。

2.《圣济总录·卷第一百五十 妇人血风门·妇人血风走注》

治妇人血风血气，腹胁刺痛，不思饮食，筋挛骨痹，手足麻木，皮肤瘙痒，当归丸方。

当归（切，焙，一两） 没药（研，半两） 五灵脂（锉，一两）

上三味，捣罗为末，醋煮面糊，丸如梧桐子大，每服十丸至二十丸，温酒或生姜汤下。空心食前服。

3.《鸡峰普济方·卷第十·泻痢（呕吐附）》

干漆丸

若皮寒至骨，汤火不能热，厚衣不能温，然不冻栗，此由肾气素盛，恣欲太过，水竭指枯，髓不满骨，津华不充于外，所以不冻栗者，非阳虚而为阴乘也，名曰骨痹疟，久久不治，令挛缩。宜此。

鹿茸（四两）　生干地黄（各四两）　干漆（半两）　附子（一两）

上为细末，酒煮面糊和丸如梧子大，酒下三十丸，空心服。

4.《全生指迷方·卷二·痹证》

骨痹不已，舍之于肾，其状善胀，尻以代踵，脊以代头。上证虽多，必先肌肉不仁。其始，治当以增损小续命汤，证状小不同者，当依本法。病久入深，鲁公酒主之。

增损小续命汤（方缺）。

鲁公酒

茵芋　石斛（去根）　川乌头（炮，去皮脐）　天雄（炮，去皮脐）防己　踯躅花（各一两）　细辛（去苗）　牛膝（去苗）　甘草（炙）　柏子仁　通草　桂（去皮取心）　秦艽（去苗土）　山茱萸　黄芩　瞿麦　附子（炮，去皮脐）　茵陈蒿　杜仲（去皮）　泽泻　防风　石楠叶　远志（去心）　王不留行　生干地黄（各半两）

上哎咀，酒四斗，渍十日。每服一合，常令酒气相续。

5.《普济方·卷九十二　诸风门·风口眼㖞斜（附论）》

独活散　治中风口面㖞斜，手足不遂，风入脏腑，昏闷不语，腰背如解，难以俯仰，骨痹冷痛，心惊不定。

独活　羌活　赤茯苓　附子（炮裂，去皮脐）　白僵蚕（微炒）　天麻麻黄（去根节）　干蝎（微炒，各一两）　芎䓖　桂心　羚羊角屑　丹参（各三分）

上为细末。每服不计时候。以薄荷汤热调下二钱。

6.《普济方·卷一百八十六　诸痹门·肾痹（附论）》

《内经》谓风寒湿三气杂至，合而为痹。又曰，以冬遇此者为骨痹，骨痹不已，复感于邪，内舍于肾，而其证，善胀。尻以代踵，脊以代头，盖肾者胃之关，关门不利，则胃气不行。所以善胀，筋骨拘迫。故其下挛急，其上卷屈，所以言代踵代头也。方远志丸出《圣济总录》，治肾脏虚乏，久感寒湿，因而成痹，补损益气。

远志（去心）　山芋　牛膝（酒浸，切，焙，各一两）　肉苁蓉（去皮须，浸，切，焙，一两）　石斛（去根）　天雄（炮，去皮脐）　人参　巴戟天（去心）　山茱萸　泽泻　菟丝子（酒浸一宿，捣）　茯神（去木）　覆盆子　续断　生地黄（焙）　桂（去粗皮）　鹿茸（酒炙，去毛）　甘草（炙，锉）　附子（炮，去皮脐）白茯苓（去皮）　牡丹皮　五味子　杜仲（去皮，炙，锉，各一两）　蛇床子　楮实（微炒）　黄芪（各一两）

上为末，炼蜜和杵数百下，丸如桐子大，每服空心温酒，下二十九至三十九。

7.《普济方·卷一百八十七　诸痹门·胸痹（附论）》

蘸汁散（出《圣惠方》）　治胸痹骨痹不可触者，已瘥更发。

上取蘸根五片，净洗去土，捣绞取汁，温服一小盏，立愈，多服之良。

雄黄丸　治胸痹强急疼痛。

8.《普济方·卷二百五十七　食治门·总论》

青粱米，味甘微寒无毒，主骨痹热中，除消渴，止泄痢，利小便，益气力，补中轻身，长年。

粟米，味咸微寒无毒，养肾气，去骨痹，热中益气。

9.《奇效良方·卷之三十八　五痹门（附论）·五痹通治方》

石斛丸

治肾虚骨痹，肌体羸瘦，腰脚酸疼，饮食无味，小便滑数，并宜服之。

石斛（去根）　牛膝（酒浸，切，焙）　续断　肉苁蓉（酒浸，切，焙）　防风（去皮）　杜仲（去粗皮，炙）　白茯苓（去皮）　熟地黄（切，焙）　茴香（微炒）　补骨脂（微炒）　荜澄茄　山茱萸（去核）　沉香（以上各三分）　巴戟（去心）　覆盆子　桑螵蛸（炙）　五味子　川芎（以上各半两）　石龙芮（炒）　菟丝子（酒浸，别捣）　鹿茸（去毛，酥炙）　官桂（去粗皮）　附子（炮，去皮脐）　薏苡仁（炒）　泽泻（以上各一两）

上为细末，炼蜜和捣三五百杵，丸如梧桐子大，每服二十九，空心用温酒送下，日二服。

10.《奇效良方·卷之三十八　五痹门（附论）·五痹通治方》

附子独活汤

治肾脏中风寒湿成骨痹，腰脊疼痛，不得俯仰，两脚冷痹，缓弱不遂，头昏耳聋，语音混浊，四肢沉重。

附子（炮，去皮脐）　独活　当归（切焙）　官桂（去粗皮）　天麻（以上各一两）　丹参　防风（去叉）　石菖蒲　枳壳（麸炒）　白术　细辛（去苗）　山茱萸（去核）　牛膝（酒浸）　黄芪　萆薢　甘菊花　川芎　甘草（炙，以上各半两）

上锉如麻豆大，每服三钱，水一盏，生姜三片，煎至七分，去滓，不拘时温服。

11.《春脚集·卷之三·皮肤部》

治痹症方　痹者，闭而不通也。初因元气内虚，外为风寒湿三气所袭，不能随时祛散，久则成痹。风气胜者为行痹，寒气胜者为痛痹，湿气者为着痹，此三痹也。又有五痹，筋屈不伸为筋痹，血凝不流为脉痹，肌多不仁为肉痹，重滞不举为骨痹，遇寒皮急为皮痹。此方统治诸痹，但直按症加减。

羌活　川芎　防风　苍术　秦艽　红花　肉桂　细辛　续断（各等分）

筋痹，加木瓜、柴胡。骨痹，加独活、泽泻。肉痹，加茯苓、陈皮、木香、砂仁。脉痹，加菖蒲、茯神、当归。皮痹，加紫菀、杏仁、麻黄。水煎服。

12.《症因脉治·卷三·痹证论·内伤痹症·肾痹》

肾痹之治　远行劳倦者，坎离丸。房劳精竭者，河车封髓丹。肾火上炎者，家秘滋肾丸。真阳不足者，八味丸料，溶鹿龟二胶为丸。真阴不足者，家秘天地煎。

坎离既济丸　见前肾痿。

河车封髓丹

天门冬　熟地黄　人参　河车（一具）

家秘滋肾丸

黄柏（二两）　知母（二两）　肉桂（二钱）

共为细末，玄武胶为丸。

八味丸

即六味丸加肉桂、附子。

家秘天地煎

天门冬　怀地黄　知母　黄柏

四味同煎三次，去渣冲玄武胶。收膏服。

13.《证治汇补·卷之三 外体门·痹症》

骨痹，即寒痹痛痹也，痛苦切心，四肢挛急，关节浮肿，宜加减五积散。

14.《类证治裁·卷之五·痹症论治》

骨痹，即寒痹痛痹也，苦痛切骨，安肾丸。

15.《类证治裁·卷之五·痹症论治·附方》

安肾丸

肉桂　川乌（各两半）　白蒺藜　巴戟　山药　茯苓　石斛　草薢　苁蓉　补骨脂（各四两八钱）　蜜丸

羚羊角散

羚羊角　归　芎　防　独　枣仁　茯神　杏仁　薏苡　木香　甘草　姜

16.《医学入门·内集·卷一·脏腑·脏腑条分》

骨痹者，肾脂髓枯而不满，故寒冷。甚则至骨，痹痛蜷挛，其人身寒，汤火不能热，厚衣不能温。然不能振栗者，肝为一阳，心为二阳，肾孤脏，一水不胜二火，故不能振栗也。茎缩者，肾窍二阴，冷则痿弱不举，甚则缩入，俗云脱阳症也。股内后廉痛者，少阴脉起于足小指，走足心，循内踝后入筋中，上内廉股内后廉贯脊故也。黑颜者，冷郁久则精枯不能上注，故面黑颜衰，肌枯肉瘦。

补以熟地枸杞鹿茸，钟乳粉、龟板、龙骨、虎骨、五味子、锁阳、山茱萸、杜仲、山药、知母、莲肉、芡实、覆盆子、桑螵蛸、牡蛎、小草、牛膝、当归、玄参、石楠、合欢、五加皮、楮实。

泻必苦茗楮苓琥珀；泽泻、茯苓。肾本无泻，此言泻者，伐其邪水邪火也。

温以沉香菟丝附子，干姜、肉桂、巴戟、葫芦巴、补骨脂、柏子仁、乌药、石楠藤。

凉必知母黄柏牡丹皮。地骨皮、玄参、竹沥。

吁！早卧晚起阳气复，冬三月，天地闭藏，早卧晚起，必待日，去寒就温，无泄皮肤，此养藏之道也，逆之则伤肾。四时有肾病者，亦宜体此以养微阳。凡肾病皆因快情纵欲，失志伤肾，过服丹药。华佗云：阳剂刚强，则天癸竭而荣卫涸。

静坐独眠藿豆飧。

静坐则肾水自升，独眠则房色自节。藿、葵、黑豆味咸，黄黍、鸡、桃味辛，肾病宜食。

17.《医学入门·内集·卷二·本草分类·治风门》

蔓荆子

蔓荆子味苦甘辛，主筋骨痹热寒攻，明目坚齿脑鸣痛，长须利窍杀白虫。

出秦地，六月开花，九月结实，故名蔓。无毒。阳中阴也，太阳经药。主筋骨寒热，湿痹拘挛，除目睛内痛，赤肿泪出，齿痛头痛，头昏脑鸣，凉诸经血故也。兼能长须发，利关节通窍，杀白虫，胃虚者禁用。酒蒸一时，晒干捣碎，恶乌头、石膏。

18.《医学入门·内集·卷二·本草分类·治寒门》

淫羊藿

淫羊藿辛性亦平，补肾助阳壮阴茎，又治冷风筋骨痹，益气强志消痛形。

羊食之则淫，人食之好为阴阳，故名。俗云仙灵脾。无毒。补肾虚助阳，主阴痿绝伤，茎中痛，小便不利，丈夫绝阳不兴，女子绝阴不产。又治一切冷风劳气，筋骨挛急，偏风手足不遂，四肢皮肤不仁。益气力，强心志，老人昏耄，中年健忘，消赤痈瘰疬，下部有疮洗虫出。按此兴阳之剂，本草云久服无子者，何也？盖不补真元，徒助虚阳，致动欲火，妄交妄合，精气不实，宜乎无子也。惟阳衰阴痿，略用以鼓动则可。生汉中不闻水声者良，夹刀夹去叶四旁花枝，细锉，羊脂拌炒。山药为使，得酒良。

19.《医宗说约·卷之三·痹证》

痹证有五原归一（骨痹、皮痹、筋痹、脉痹、肌痹），其原总属风寒湿，风能走注寒善痛，湿多重着脉来涩（或浮或紧，故有痛痹、行痹、着痹之名），以致麻木皮不仁，不能行功但能食。舒经汤用好姜黄（四两，洗去灰土），当归赤芍共白术（各二两），甘草（炙）羌活（各一两）海桐皮（二两），为末三钱生姜入，盏半水来煎八分，去渣磨入沉香汁。

20.《杂病心法要诀·卷一·痹入脏腑证》

小续命汤　增味五痹汤

痹虚加减小续命，痹实增味五痹汤，麻桂红花芷葛附，虎羊芪草二防羌。

【注】痹虚，谓气虚之人病诸痹也，宜用加减小续命汤，风胜行痹倍防风，寒胜痛痹倍附子，湿胜着痹倍防己，皮痹加黄芪或桂枝，皮脉痹加姜黄或加红花，肌痹加葛根或加白芷，筋痹加羚羊角或加续断，骨痹加虎骨或加狗脊。有汗减麻黄，便溏减防己，寒胜减黄芩加干姜，热胜减附子加石膏，加减治之。痹实，谓气血实之人病诸痹也，宜用增味五痹汤，即麻黄、桂枝、红花、白芷、葛根、附子、虎骨、羚羊角、黄芪、甘草、防风、防己、羌活也，行痹以羌活、防风为主，痛痹以麻黄、附子为主，着痹以防己，羌活为主，皮痹以黄芪、桂枝皮为主，脉痹以红花。桂枝为主，肌痹以葛根。白芷为主，筋痹以羚羊角为主，骨痹以虎骨为主，增味于五痹治之可也。

21.《医碥·卷之三·杂症·痹·治法》

虚人痹者，小续命汤（见中风）加减：风胜倍防风，寒胜倍附子，湿胜倍防己，皮痹加黄芪或桂枝皮，脉痹加姜黄或红花，肌痹加葛根或白芷，筋痹加羚羊角或续断，骨痹加虎骨或狗脊。

22.《医碥·卷之七·诸方（下）·诸方门目（下）·痹》

行气开痹饮

羌活　川芎　防风　苍术　秦艽　红花　肉桂　细辛　续断

在上加片姜黄、桂枝、威灵仙；在下加牛膝、防己、草薢、木通；筋痹加木瓜、柴胡；脉痹加菖蒲、茯神、当归；肉痹加白茯、陈皮、木香、砂仁；皮痹加紫菀、杏仁、麻黄；骨痹加独活、泽泻。

23.《保命歌括·卷之十五·痿痹》

如风寒湿三气合而成痹者，宜增味五痹汤主之。五痹者，谓筋痹、脉痹、骨痹、肌痹、皮痹是也。

24.《柳选四家医案·评选环溪草堂医案三卷·上卷·痿痹门》

风寒湿三气，伏留于骨，骨节酸痛，自冬而起，所谓骨痹也。骨痹不已，内舍于肾，则发热淹缠，即成劳损。

秦艽　杜仲　五加皮　生地　地骨皮　当归　续断　牛膝　草薢　茯苓

诒按：邪郁化热，则伤及阴血，故易入损。方内再加丹皮、桂枝，更觉周到。

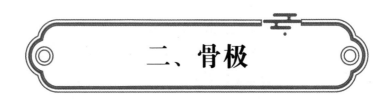

二、骨极

【病因病机】

1.《备急千金要方·卷十九 肾脏方·骨极第五》

论曰：骨极者，主肾也。肾应骨，骨与肾合。又曰：以冬遇病为骨痹，骨痹不已，复感于邪，内舍于肾，耳鸣，见黑色，是其候也。若肾病则骨极，牙齿苦痛，手足痛疼，不能久立，屈伸不利，身痹，脑髓痠。以冬壬癸日中邪伤风，为肾风，风历骨，故曰骨极。若气阴，阴则虚，虚则寒，寒则面肿垢黑，腰脊痛，不能久立，屈伸不利，其气衰则发堕齿槁，腰背相引而痛，痛甚则咳唾甚；若气阳，阳则实，实则热，热则面色炱，隐曲膀胱不通，牙齿脑髓苦痛，手足痠痛，耳鸣色黑。是骨极之至也。须精别阴阳，审其清浊，知其分部，视其喘息。善治病者，始于皮肤筋脉，即须治之。若入藏腑，则半死矣。

扁鹊云：骨绝不治，腨而切痛，伸缩不得，十日死。骨应足少阴，少阴气绝则骨枯，发无泽，骨先死矣。

2.《太平圣惠方·卷第二十六·治骨极诸方》

夫骨极者，主肾病也。肾应骨，骨与肾合。以冬遇风为骨痹，痹不已复感于邪，内舍于肾。耳鸣见黑色，是其候也。以冬壬癸，中邪伤风为肾风，风历骨，故曰骨极。若气阴，阴则虚，虚则寒，寒则面肿，腰脊痛，不能久立，屈伸不利。其气衰则发堕齿槁，腰背引痛，痛甚则咳唾甚。若阳气盛则热，色炱隐曲，膀胱不通，牙齿脑髓痛，手足疼痛，耳聋色黑，是骨极之候也。足少阴气绝即骨枯。少阴者肾脉也，伏行而温于骨髓，故骨髓不温，即肉不着。骨肉不相亲，即肉濡而却，故齿长而发枯，无润泽。发无润泽者，骨先死。戊日笃，己日死，土胜水，不可治也。

3.《圣济总录·卷第九十二 虚劳门·骨极》

论曰：骨极之病，本于肾藏中风，肾主身之骨髓，风邪中其脏，则历骨，故为骨极，所谓骨极者，令人酸削，齿苦痛，手足烦疼，不可以立，不欲行动是也，然骨有极虚寒，有极实热，皆由肾受邪气，若气阴则虚，虚则寒，寒故面肿垢黑，腰脊痛，不能久立，屈伸不利，其气衰，则发堕齿槁，腰背相引而痛，痛甚即咳唾亦甚，气阳则实，实则热，热故面色，隐曲膀胱不通，牙齿脑髓苦痛，手足痠痹，耳鸣色黑，是骨极之至也，宜随证补泻，当治其微，若甚则足少阴气绝，而骨枯发无膏泽，是为骨先死，骨绝者不可治，其而切痛，伸缩不得者，不过十日则死矣。

4.《普济方·卷三十三 肾脏门·骨极（附论）》

夫骨极之病本于肾脏中风，肾主身之骨髓，风邪中其脏则伤骨，故为骨极。所谓骨极者，令人瘦削齿苦痛，手足烦疼不可久立，卧不欲动是也。然骨有极虚寒，有极实热，皆由肾受邪气。若气阴则虚，虚则寒，寒故面肿垢黑，腰脊痛不能久立，屈伸不利。其气衰则发堕齿槁，腰背相引而痛，甚即咳唾。气阳则实，实则热，热故面色隐，膀胱不通，牙齿脑苦痛，手足瘦削，耳鸣。色黑，是骨极之至也，宜随证补泻，当治其微者，甚则足少阴气绝而骨枯，发无膏泽，是为骨先死，骨绝者不可治，其痛切而伸缩不得者，不过十日则死矣。

【常用本草】

1.《太平圣惠方·卷第二十六·治骨极诸方》

治骨极，头热，肢节疼痛，不得睡卧，兼不思饮食，宜服生干地黄散方。

生干地黄（一两）　白茯苓（一两）　当归（一两）　麦门冬（一两，去心）　人参（一两，去芦头）　车前子（三分）　黄芪（一两，锉）　枳壳（三分，麸炒微黄，去瓤）　白芍药（三分）　甘草（半两，炙微赤，锉）　酸枣仁（一两，微炒）

上件药，捣筛为散。每服四钱，以水一中盏，煎至六分，去滓，不计时候温服。

治骨极，肾虚，脚膝骨髓酸痛，宜服酸枣仁散方。

酸枣仁（八两，微炒）　虎胫骨（八两，涂酥炙令黄）　熟干地黄（八两）杜仲（三两，去粗皮，炙令黄）　桂心（三两）　牛膝（三两，去苗）

上件药，细锉，以清酒一斗五升，浸经三日，曝干后入酒又浸三日，曝干，如此浸令酒尽，捣细罗为散。每于食前，以温酒调下二钱。

治骨极，宜服强骨髓，令人充健，地黄煎方。

生地黄汁（三升）　防风（二两，去芦头）　黄芪（二两，锉）　鹿角胶（二两，捣碎，炒令黄燥）　当归（二两）　丹参（二两）　桑寄生（二两）狗脊（二两）　牛膝（二两）　羊髓（一升）

上件药，捣细罗为散。先煎地黄汁，减一升，内前药末入汁中。次入髓，搅令匀，慢火煎如饧，收瓷合中。每于食前以温酒调下半匙。

治骨极，肢节酸疼，脚胫无力，两耳虚鸣，宜服附子丸方。

附子（二两，炮裂，去皮脐）　肉苁蓉（二两，酒浸一宿，刮去皱皮，炙令干）　补骨脂（一两，微炒）　鹿茸（一两，去毛，涂酥炙令黄）　杜仲（一两，去粗皮，炙令黄，锉）　黄芪（一两半，锉）　五味子（一两）　牛膝（一两，去苗）　薯蓣（一两）　山茱萸（一两）　酸枣仁（一两）　芎䓖（三分）柏子仁（一两）　肉桂（一两半，去皱皮）

上件药，捣罗为末，炼蜜和捣三二百杵，丸如梧桐子大。每服，空心及晚食前，以温酒下三十九。

治骨极，肌体羸瘦，肾脏虚弱，腰脚无力，肢节烦疼，宜服鹿角胶丸方。

鹿角胶（二两，捣碎，炒令黄燥）　补骨脂（一两，微炒）　石斛（一两，去根，锉）　熟干地黄（一两）　薯蓣（一两）　人参（一两，去芦头）附子（一两，炮裂，去皮脐）　菟丝子（一两，酒浸一宿，曝干，别捣为末）白茯苓（一两）　杜仲（一两，去粗皮，炙令微黄，锉）　柏子仁（一两）山茱萸（一两）　酸枣仁（一两）　虎胫骨（一两，涂酥炙令黄）　牛膝（一两，去苗）　五味子（一两）　巴戟（一两）　肉苁蓉（二两，酒浸一宿，刮去皱皮，炙干）

上件药，捣罗为末，炼蜜和捣三五百杵，丸如梧桐子大。每服，以温酒下三十丸，空心及晚食前服。

治骨极，肾脏劳伤，少气不足，羸瘦无力，肢节酸疼，腰脚多痛，不能久立，宜服填骨髓，地黄煎丸方。

生地黄（八斤，净洗，浪干，捣绞取汁）　大麻仁（半斤，以水研，滤取汁）　牛髓（一斤）　白蜜（二斤）　无灰酒（五升）　大枣（五十枚，煮取肉烂，研）　生天门冬（一斤，捣绞取汁，以上七味同于银锅中熬成膏，入后药末）　鹿角胶（五两，捣碎，炒令黄燥）　石斛（一两，去根，锉）　覆盆子（二两）　酸枣仁（一两，微炒）　肉苁蓉（二两，酒浸一宿，刮去皱皮，炙干）　人参（二两，去芦头）　附子（二两，炮裂，去皮脐）　牛膝（二两，去苗）　白茯苓（二两）　五味子（二两）　熟干地黄（三两）　补骨脂（三两，微炒）　干漆（二两，捣碎炒令烟出）　肉桂（三两，去皱皮）　杜仲（二两，去粗皮炙令黄，锉）　菟丝子（三两，酒浸一宿，曝干，别捣罗为末）

上件药，捣罗为末，入前地黄煎汁，以慢火熬，候可丸，即丸如弹子大。每服，以温酒化下一丸，空心午前晚后服。若要丸如梧桐子大，每服二十丸。其药腊月合弥佳。

治骨极，羸瘦，心神虚烦，脚膝疼痛，久立不得，宜服熟干地黄丸方。

熟干地黄（二两）　白茯苓（一两）　牛膝（一两，去苗）　羚羊角屑（三分）　酸枣仁（一两，微炒）　草薢（三分，锉）　黄芪（一两锉）　肉苁蓉（一两，酒浸一宿，刮去皱皮，炙）　桂心（三分）　石斛（一两，去根，锉）　薯蓣（一两）　人参（一两，去芦头）

上件药，捣罗为末，炼蜜和捣三二百杵，丸如梧桐子大。每日空心及晚食前，以温酒下三十丸。

治骨极，膝胫酸疼，肢节多痛，服虎胫骨酒方。

虎胫骨（一具，涂酥炙令黄）

上件药，捣碎，用米曲一依常法酿酒，二十日熟。每取一中盏，空心及晚食前，暖过服之。

治骨极实热，骨髓酸疼，宜服生地黄煎方。

生地黄汁（三升）　生天门冬汁（一升）　白蜜（半斤）

上件药，相和令匀，以慢火煎如膏。每于食后，煎竹叶汤调下半匙。

2.《圣济总录·卷第五十三 肾脏门·骨虚实》

治骨极虚寒，面肿垢黑，腰脊痛，不能久立屈伸，梦寐惊悸。上气，小腹急痛，腰背四肢常冷，小便白浊，人参饮方。

人参　五味子　熟干地黄（焙）　赤芍药　麦门冬（去心，焙）　甘草（炙，锉）　当归（切，焙，各一两半）　干姜（炮）　芎䓖　黄芩（去黑心）　远志（去心）　白茯苓（去黑皮）　桂（去粗皮，各一两）

上一十三味，粗捣筛，每服五钱匕，水一盏半，羊肾一只，去筋膜切，同煎至八分。去滓，不拘时温服。

3.《圣济总录·卷第九十二 虚劳门·骨极》

治骨极虚寒，面肿垢黑，腰脊痛，不能久立，屈伸不利，梦寐惊悸，上气，小腹里急，痛引腰脊，四肢常苦寒冷，小便或白，肾沥汤方。

人参　芍药　麦门冬（去心，焙）　生干地黄（焙）　当归（切，焙，各一两半）　甘草（炙，锉）　芎䓖　远志（去心）　白茯苓（去黑皮）　五味子（炒，各一两）　干姜（炮，二两）　黄芩（去黑心，半两）　桂（去粗皮，三两）　羊肾（一具，去脂膜，猪肾亦可）

上一十四味，除肾外，粗捣筛，每服五钱匕，先用水二盏，煮羊肾一只，至一盏半，除肾，下药末，并大枣二枚去核，同煎至一盏，去滓，空心，日午夜卧服，若遗小便，加桑螵蛸二十枚，切破炒。

治骨极骨髓中疼，酒浸芍药散方。

芍药（五两）　生地黄（切，焙，三两）　虎骨（酒浸，炙，二两）

上三味，粗捣筛，以酒一升浸一宿，焙干，再捣罗为散，每服三钱匕，空腹温酒调下，日午夜卧再服。

治骨极膀胱不通，大小便闭塞，面色枯黑，耳虚鸣烦热，二黄汤方。

大黄（锉，炒）　黄芩（去黑心，各一两）　栀子仁（十四枚）　甘草（炙，锉，半两）

上四味，粗捣筛，每服五钱匕，水一盏半，煎至一盏，下芒硝半钱匕，去滓分温二服，空心日午各一。

治骨极色黑疳痛，隐曲膀胱不通，小便雍塞，四肢满急，大黄汤方。

大黄（锉，炒）　大戟（锉，炒）　赤茯苓（去黑皮）　甘遂（炮）

黄芩（去黑心，各一两）　　芫花（醋拌，炒焦）　　莞花（炒，各半两）

上七味，粗捣筛，每服三钱匕，水一盏半，入枣二枚劈破，煎至一盏，去滓温分二服，空心日午各一。

治骨极腰脊痛，风虚气衰，不能久立，脑髓酸痛，补虚壮元，木瓜汤方。

木瓜（五枚，将硇砂十两研细，汤浸，绢滤澄清，银石器煮成膏后，将木瓜削去皮切片，以硇砂霜拌匀，碗内蒸令熟，收藏旋用，每料用木瓜三两）　雀（四十只，去头足肠胃，醋煮烂，砂盆研，布绞取肉，以硇砂、木瓜入干姜、椒红末各二两，酒三升，慢火煎成膏）　　附子（炮裂，去皮脐）　　菟丝子（酒浸三日，焙，捣末，各三两）　补骨脂（炒）　沉香（锉）　木香　天雄（炮裂，去皮脐，各一两）　石斛（去根）　　肉苁蓉（酒浸，去皴皮，切，焙）　　天麻（酒炙）　　蒺藜子（炒，去角，各二两）　　羌活（去芦头，一两半）　茴香子（炒，三分）

上一十四味，除膏外，捣罗为末，用前膏搜丸如梧桐子大，每服三十丸，煨生姜盐汤下。

治骨极腰脊痛，不能久立，发堕齿槁，手足疼甚，骨碎补丸方。

骨碎补（炒）　　附子（炮裂，去皮脐）　　肉豆蔻（去壳，各二两）　　蒺藜子（炒，去角）　杜仲（去粗皮，锉，炒）　山芋　五味子（炒）　牛膝（去根，酒浸，焙）　山茱萸　独活（去芦头，各一两）　芎䓖（三分）　黄芪（锉，一两半）

上一十二味，捣罗为末，炼蜜和丸如梧桐子大，每服空心温酒下三十丸。

4.《圣济总录·卷第一百八十六　补益门·补虚理腰膝》

治骨极肾虚，脚膝骨髓酸疼，宜服补益，酸枣仁散方。

酸枣仁（八两，微炒）　　虎胫骨（八两，涂酥炙令黄）　　熟干地黄（八两）　杜仲（二两，去皮，炒黄）　　桂心（三两）　　牛膝（三两，去苗）

上六味，杵罗为散，每服二钱匕，胡桃酒调下，葱茶调亦得，空心日午夜卧各一服。

治骨极肾虚，脚膝酸疼，酸枣仁散方。

酸枣仁（微炒）　　虎胫骨（酥炙）　　熟干地黄（焙，各八两）　　杜仲（去粗皮，炙）　桂（去粗皮）　牛膝（去苗，各三两）

上六味细锉，以酒一斗五升浸，经三日，暴干后，再入酒浸三日，暴干，如此酒尽为度，捣罗为细散，每服二钱匕，空心食前温酒调下。

5.《普济方·卷三十三 肾脏门·骨髓虚实（附论）》

人参饮 治骨极虚寒，面肿垢黑，腰膝疼不能久立屈伸，梦寐惊悸，上气，小腹急痛。腰背四肢常冷，小便白浊。

人参　五味子　熟地黄（焙）　赤芍药　甘草（炙）　麦门冬（去心）白茯苓　桂（各一两）

上为粗散，每服五钱，水一盏半，羊肾一个，去筋膜切，同煎至八分去滓。不拘时，温服。

6.《普济方·卷三十三 肾脏门·骨极（附论）》

方

地黄煎丸 治骨极肾脏劳伤，少气不足，羸瘦无力，肢节酸疼，宜服。

生地黄(八斤，净洗，木臼内干捣绞取汁)　大麻子仁(半斤，以水研取汁)牛髓（一斤）　白蜜（二斤）　无灰酒（五升）　大枣（五十个煮取肉）天门冬（一斤取汁，以上七味同于银锡器中熬成膏入后药味）　鹿角胶（五两，捣碎，炒黄色）　石斛（去根，二两）　覆盆子（一两）　酸枣仁（二两）肉苁蓉（一两，酒浸一宿，刮去皮，炙干）　人参（二两，去芦头）　附子（二两，炮，去皮脐）　牛膝（二两）　白茯苓（二两）　五味子（二两）　熟地黄（三两）　补骨脂（三两，炒）　干漆（二两，捣碎，炒令出烟）　肉桂（二两）　杜仲（二两）　菟丝子（一两酒浸一宿，曝干，别捣为末）

上为末，入前地黄煎中，以慢火熬，候可丸即丸如弹子大。每服以温酒化下一丸，空心午前晚后食服。若丸如梧桐子大，每服三十丸，其药腊月合。

鹿角胶丸 治骨极肌体羸瘦，肾虚弱，腰膝无力，宜服。

鹿角胶（三两，炒研）　破故纸（一两）　熟地黄（一两）　薯蓣（一两）人参（去芦）　附子（一两，炮，去皮脐）　菟丝子（一两，酒浸一夜，曝干，别捣为末）　白术（一两）　柏子仁（一两）　杜仲（一两，去粗皮，炙为末）山茱萸（一两）　酸枣仁（一两）　虎胫骨（一两，涂酥炙）　牛膝（一两）五味子（一两）　巴戟（一两）　肉苁蓉（二两酒浸一宿，刮去皮，炙干）

上为末，炼蜜和捣三五百杵，丸如梧桐子大。每服以温酒下三十丸，空心及晚食前服。

附子丸　治骨极肢节酸痛，脚胫无力，两耳虚鸣。

附子（二两，炮去皮脐）　肉苁蓉（二两酒浸一宿，刮去皮，炙令干）补骨脂（一两炒）　鹿茸（一两，去毛，酥炙黄）　黄芪（一两半）　杜仲（一两，去粗皮，炙令黄）　五味子（一两）　牛膝（一两，去芦）　薯蓣（二两）山茱萸（一两）　酸枣仁（一两）　芎䓖（三钱）　柏子仁（一两）　肉桂（一两半，去皮）

上为末，炼蜜和捣三四百杵，丸如梧桐子大。每服空心及晚食前以温酒下三十丸。

木瓜丸　治骨极腰脊痛，风湿气衰，不能久立，脑髓疼痛，补虚壮元。

木瓜（五枚，将硇砂十两研细汤浸绢滤澄清，石器煎成膏后将木瓜刮去皮切片和硇砂拌匀，碗内蒸令熟，收藏用，每料用木瓜三两）　雀（四十双，去头足肠，醋煮烂，砂盆研，布绞取肉，以硇砂木瓜入干姜椒末各二两，酒三升，慢火熬成膏用）　附子（炮，去皮脐）　菟丝子（酒浸三日，焙末，各二两）　补骨脂（炒）　沉香（锉）　木香　天雄（炮，去皮脐）　石斛（去根）　苁蓉（酒浸，焙干）　天麻（酒炙）　蒺藜子（炒，去刺，各二两）羌活（一两半）　茴香子（炒三钱）

上除膏捣罗为末，同为丸如梧桐子大。每服三十丸，煨姜盐汤下。

肾沥汤　治骨极面肿垢黑，腰脊痛不能久立，屈伸不利，梦寐惊悸，上气，小腹里急，痛引腰脊，四肢常苦寒冷，小便或白。

人参　芍药　麦门冬（去心）　生地黄（焙）　当归（切，焙，各一两半）甘草（炙）　芎䓖　远志　白茯苓（去皮）　五味子（各一两）　干姜（炮一两）　黄芩（半两）　桂（二两）　羊肾（二个，去筋膜）

上除羊肾外，粗捣筛。每服五钱，先用水二盏，煮羊肾一双至一盏，除羊肾下药末，大枣二枚去核，同煎至一盏去滓。空心日午夜卧服。若遗小便，加桑螵蛸二十枚切破炒。

干地黄丸（出圣惠方）　治骨极羸瘦，心神虚烦，脚膝疼痛，久立不得，宜服。

熟地黄（二两）　白茯苓（一两）　牛膝（一两）　羚羊角屑（三钱）

酸枣仁（一两，微炒）　草薢（三两）　黄芪（三两）　桂心（三钱）　苁蓉（一两，酒浸）　石斛（一两，去根）　薯蓣（一两）　人参（一两，去芦）

上为末，炼蜜和捣三二百杵。丸如梧桐子大。每服空心及晚食前以温酒下三十九。

骨碎补丸　治骨极腰脊疼，不能久立，发堕齿槁，手足疼甚。

骨碎补（炒）　附子（炮，去皮脐）　肉豆蔻（去壳，各二两）　蒺藜（炒，去角）　杜仲（去粗皮，炒）　山芋　五味子　牛膝（酒浸）　山茱萸（炒）　独活（去芦，各半两）　芎䓖（三钱）　黄芪（一两半）

上为末，炼蜜和丸如梧桐子大，每服空心温酒下三十九。

生地黄散（出圣惠方）　治骨极头热，肢节疼痛，不得睡卧，兼不思饮食，宜服。

生地黄（一两）　白茯苓（一两）　当归（一两）　麦门冬（去心，一两）人参（一两，去芦）　车前子（三钱）　黄芪（一两）　枳壳（三钱，麸炒）白芍（三钱）　甘草（半两，炙）　酸枣仁（一两）

上捣筛为散。每服四钱，水一钟，煎至六分去滓。不拘时候，温服。

地黄煎（出圣惠方）　治骨极，强骨髓，令人健。

生地黄汁（二升）　防风（二两，去芦）　当归（二两）　丹参（二两）黄芪（二两）　鹿角胶（二两，捣碎，炒黄色）　桑寄生（二两）　狗脊（二两）　牛膝（二两）　羊髓（一升）

上捣罗为散，先煎地黄汁减一升，将药末入汁中，次入髓搅令匀，慢火煎如膏，收瓷合中。每于食前以温酒下半匙。

干枣汤　疗骨极，主肾实热则色焰隐，而膀胱不通，大便壅塞，四肢急疼。

干枣（十枚，去核）　大黄　大戟　甘草（炙）　甘遂　黄芩（各一两）芫花（半两，炒）　芒硝（半合）

上切，以水煮取一升六合，后下芒硝，分四服。忌海藻、菘菜。

玄参汤（出济生方）　治骨极耳鸣，面色焦枯，隐曲膀胱不通，牙齿脑髓苦痛，手足酸疼，大小便闭。

玄参　生地黄　枳实（麸炒）　车前子（炒）　白芍药　甘草（炙）黄芪　当归（酒洗）　麦门冬（去心各一两）

上罗匀，每服四钱，水一钟半，生姜三片，煎至八分去滓，温服，不拘时候。

大黄汤　治骨极色黑疼痛，隐曲膀胱不通，小便壅塞，四肢拘急。

大黄　大戟（炒）　赤茯苓　甘草　黄芩（各一两）　芫花（醋拌）莞花（炒，各半两）

上粗捣筛，每服三钱，水一盏半，入枣一枚擘破，煎至一盏去滓，温分二服，空心日午各一。

酸枣仁散（出圣惠方）　治骨极肾虚，脚膝骨髓酸疼，宜服。

酸枣仁（八两，炒）　虎胫骨（八两，酥炙）　熟地黄（八两）　杜仲（三两，去粗皮）　桂心（三两）　牛膝（三两，去苗）

上细锉，以清酒一斗五升，浸经三日，曝干，复入酒三日，曝干，如此浸令酒干尽，捣罗为散。每于食前以温酒调下二钱。

三黄汤（出千金方）　治骨极，主肾热病则膀胱不通，大小便闭塞，颜色枯黑，耳鸣，此药治之。

大黄（切，渍水一升）　黄芩（各三两）　栀子（十四个）　甘草（一两）芒硝（二两）

上罗匀，以水四升，先煮黄芩、栀子、甘草取一升五合，去滓，下大黄又煮两沸，下芒硝，分二服。

生地黄煎（出圣惠方）　治骨极实热，骨髓酸疼，宜服。

生地黄汁（三升）　天门冬汁（一升）　白蜜（半升）

上件药相合令匀。以慢火煎如膏。每服食后煎竹叶汤调下半匙。

芍药汤（出千金方）　治骨极骨髓中疼。

芍药（五两）　生地黄（三两，焙）　虎骨（酒浸，炙，二两）

上粗捣筛，以酒一升，浸一宿焙干，再捣罗为散。每服三钱，空心温酒调下，日午夜卧再服。

三黄丸（一名金黄丸，出三因方）　治骨极热耳鸣，面色焦枯，隐曲膀胱不通，牙齿脑髓苦痛，手足酸痛，大小便闭。

黄芩（六两，冬用三两）　大黄（二两，冬用三两）　黄连（春用七个，夏用七个，秋用六个，冬用二个）

上为末，蜜和丸如豆大，每服十九至十五丸，米饮下，一方温水下。如脏腑壅塞可加丸数，以利为度。

鹿角丸（出医方集成）　治骨虚极，面肿垢黑，脊痛不能久立，气衰发落，齿槁腰脊痛，甚则喜唾不了。

鹿角（二两）　牛膝（酒浸，去苗，焙，一两半）

上为末，炼蜜为丸如梧桐子大，每服七十丸，空心盐汤送下。

虎骨酒方（出千金方）　治骨极膝胫酸痛，肢节多痛，宜服。

7.《备急千金要方·卷十九 肾脏方·骨极第五》

三黄汤

治骨极，主肾热病，则膀胱不通，大小便闭塞，颜焦枯黑，耳鸣虚热方。

大黄（切，别渍水一升）　黄芩（各三两）　栀子（十四枚）　甘草（一两）　芒硝（二两）

上五味㕮咀，以水四升，先煮黄芩、栀子、甘草，取一升五合，去滓，下大黄，又煮两沸，下芒硝，分三服。

8.《济阳纲目·卷六十四·虚损·治左肾真阴不足方》

虎骨酒　治骨极，腰脊酸削，齿痛，手足烦疼，不欲行动，此方主之。

虎骨（一具，通炙取黄焦汁，尽碎如雀脑）　糯米（三石）

上二味，合一处，倍用曲如酿酒法酿之，酒熟封头，五十日开饮之。

吴氏曰：肾主骨，骨极者，骨内空虚之极也。以骨治骨，求其类也。以虎骨治骨，取其壮也。酿之以酒，取酒性善渍，直彻于骨也。

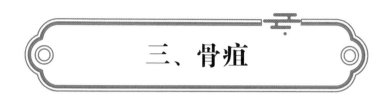

三、骨疽

【病因病机】

《类经·三十一卷 会通类·疾病·皮毛筋骨病》

虚邪之中人也，洒淅动形，起毫毛而发腠理。其入深，内搏于骨，则为骨痹。搏于筋，则为筋挛。虚邪之入于身也深，寒胜其热，则骨疼肉枯，热胜其寒，则烂肉腐肌为脓，内伤骨，为骨蚀。有所疾前筋，发为筋溜。以手按之坚，骨与气并，日以益大，则为骨疽。有所结，中于肉，无热则为肉疽。

【诊疗方案】

1.《证治准绳·疡医·卷之四·腰部·腰疽》

凡恶血停滞，为患匪轻，治之稍缓，则为流注，为骨疽，多致不救。

2.《续名医类案·卷二十五·产后·腰胁痛》

此由瘀血滞于经络而然也，不早治，必作骨疽，遂与桃仁汤，二剂稍愈……凡恶血停滞，为患匪轻，治之稍缓，则流注以为骨疽，多致不救。

【常用本草】

1.《证类本草·卷第十七·牡狗阴茎》

又方：治附骨疽及鱼眼疮，用狗头烧烟熏之。

2.《本草纲目·主治第四卷·百病主治药·痈、疽》

槲白皮（洗败疮。烧服，治附骨疽）。

3.《要药分剂·卷二·宣剂下·露蜂房》

苏恭治附骨疽。以蜂房蛇皮乱发烧灰酒服方寸匕。良方也。

4.《太平圣惠方·卷第六十二·治附骨疽诸方》

夫附骨疽者，由当风露卧，风入骨髓与热气相搏，复遇冷湿，或秋夏露卧，为冷所折，风热伏结壅遏，附骨成疽，喜着大节解间，及额头胻膝上，婴孩亦着髀肘背脊也。其大人患急者，则先觉痛，不得转动，按之应骨便觉，皮肉微急，洪洪如肥状是也；其小儿抱之，便即啼唤，则是肢节已有痛处，盖其候也。若不知觉，乃至遍身成脓不溃，唯身体变青黯，不悟是疽，乃至于死也。

治附骨疽。肿痛有脓久不瘥。天灵盖散方。

天灵盖（一两，烧灰）　狗头骨（半两，烧灰）　白矾（半两，烧令汁尽）　麝香（一钱，细研）　黄连（一分，去须）　黄柏（一分）

上件药，捣细罗为散。研入麝香令匀。每使。先煎甘草汤洗。拭干。用生油调涂之。

治附骨疽，及一切恶疮，宜纴药方。

牛黄（一分，细研）　麝香（一分，细研）　木香（一分）　丁香（一分）　茴香子（一分）　乳香（一分，细研）　朱砂（一分，细研）　雄黄（一分，细研）　黄丹（一分）　黄柏（一分，铧）　苦参（一分，铧）　腻粉（一分）

上件药，捣细罗为散，入研了药，同研令匀。剪单纸条子，看疮眼子大小，每一条子纸，用药末一字以下，捻药末在纸条子内，纴于疮中，不计近远。如药无力，纸纴子自退，即依前更用药末，为纸纴子更纴，候纸纴渐短，迫至好瘥为度。若患恶疮，不计任甚处，看疮眼大小，皆用纴子，不计个数，以瘥为度。

治附骨疽及冷瘘。一切恶疮等方。

蜣螂（烧灰一两）　巴豆（半两，去皮心，研，纸裹压去油）

上件药，同研为细散，用敷疮上，日一换之。多时患者，不过三上效。

治附骨疽久不瘥，瘥后复发，骨从疮孔中出方。

上用猪胆和楸叶，烂捣封之。

又方。

上以枸杞自然汁，以慢火熬成煎，后入炼过白矾，团令坚实阴干，捣罗为末，先以甘草水洗之，拭干，以唾涂疮，将药末周匝敷之。

治附骨疽肿痛。皂荚膏方。

皂荚（十挺，蘸芜融者，细研）　吴茱萸（二两末）　杏仁（一两，汤浸，去皮，炙，研如泥）　水银（一两，以李枣瓤同研，令星尽）

上件药，以醋三升，煎皂荚取一升五合，滤去滓。下茱萸、杏仁，以文火熬成膏。次下水银和匀，置不津器中。于故帛上涂贴于患处。

治附骨疽，多年不瘥方。

多年油脚（一两）　獖猪靥骨髓（一两）　麝香（一钱细研）

上件药，都研为膏，涂于疮上。

治附骨疽，及鱼眼疮方。

杏仁（五十枚，烧为灰）　乱发灰（一两）　腻粉（一分）

上件药，同研令细，入油三合，蜡半两，煎搅令匀，入瓷盒盛。净洗贴之。

又方。

上以蜣螂七枚，和大麦面，烂捣封之。

又方。

上以狗头烧烟熏之。

又方。

上用鸡子五枚，煮熟，去白取黄，于铫子内，以慢火炒令黑，候自然为膏，沥于盏。纳黄丹、腻粉各三钱，拌和令匀。每用时。先用米泔煎汤洗患处，拭干，用药敷之妙。

又方。

蜣螂（干者）

上捣细罗为散，先以乌鸡脂涂疮口上，以散敷之。

治附骨疽不愈，愈而复发，骨皆从疮孔中出者，宜用此方。

一岁乌雌鸡骨（一两烧灰）　三家桐材屑（一两，烧灰）　三家炊草（一两，烧灰）

上件药，都研令细。每用少许，纳于疮中，碎骨当出即愈。

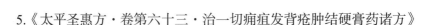

5.《太平圣惠方·卷第六十三·治一切痈疽发背疮肿结硬膏药诸方》

治风毒气结，坚硬疼痛及消附骨疽，黑金膏方。桂心（一分）　芎䓖（一分）　当归（一分）　木鳖子（一分，去壳）　乌贼鱼骨（一分）　漏芦（一分）　白及（一分）　川乌头（一分，生，去皮脐）　鸡舌香（一分）　木香（一分）　白檀香（一分）　丁香（一分）　松脂（二两）　乱发（一两）　黄丹（六两）　清麻油（一斤）

上件药，捣细罗为散，入松脂乱发麻油内，煎令发尽，绵滤去滓澄清，拭铛令净，以慢火熬药，入黄丹，用柳木篦不住手搅，令黑色，一时下诸药末，入搅令匀，看软硬得所，于不津器内收。每使，看肿痛处大小，于火畔煨，摊故帛上厚贴，日二换之。

6.《太平圣惠方·卷第六十三·治一切痈疽发背止疼痛膏药诸方》

治一切发背，乳痈恶疮，骨疽穿漏，收毒止痛生肌，雄黄膏方。

雄黄（三分，细研）　当归（二分）　桂心（三分）　白芷（半两）　赤芍药（半两）　甘草（三分）　附子（三分，生，去皮脐）　黄芪（三分）　枳壳（三分）　吴茱萸（半两）　白术（半两）　独活（半两）　槟榔（三分）　麝香（半两，细研）　乳香（半两）　突厥白（三分）　木鳖子（半两，去壳）　云母粉（三分）　松脂（三分）　白蜡（二两）　垂柳枝（一两）　槐枝（一两）白檀香（半两）　零陵香（半两）　甘松香（半两）　黄丹（十两）　麻油（二斤）

上件药，先将油于铛中，以炭火炼熟，下甘松、零陵、檀香、槐、柳枝等，以慢火煎令槐柳枝黑色，即去之，细锉诸药，以酒半升，拌药一宿，后入油中煎，白芷色赤，以绵滤过，拭铛令净，却倾入铛内，下黄丹于火上煎，变色黑，不住手搅三二千遍，有油泡子飞，即膏成，入雄黄、麝香搅令匀，安瓷盒内盛。以蜡纸上摊贴，每日早晚换之。

7.《圣济总录·卷第一百二十九　痈疽门·附骨疽》

论曰：骨疽者，由风入骨解，与热相搏，复为冷湿所折，风热伏结，不得发散，蕴积成毒，故附骨而为疽。喜发于大节解间，按之应骨，皮肉微急，洪洪如肌，而不外见是也。治之宜急，稍缓则脓不得溃，而肢体变青黯者，不可治。

治附骨疽，漏芦汤方。

漏芦（去芦头）　升麻　连翘　麻黄（去根节，各一两）　大黄（锉，炒，一两半）　防己　木香　白敛　沉香（各三分）

上九味，粗捣筛，每服五钱匕，水一盏半，入竹叶一七片，煎至八分，再入芒硝一钱搅匀，去滓，空心温服，取利三两行，未利再服。

治附骨疽，连翘汤方。

连翘　射干　升麻　防己　黄芩（去黑心）　大黄（锉，炒）　甘草（炙）芍药　杏仁（汤浸，去皮尖、双仁，各一两）　柴胡（去苗，二两）

上一十味，粗捣筛。每服五钱匕，水一盏半，煎至七分，入芒硝一钱匕，去滓，空心温服。

治附骨疽，败酱汤方。

败酱（二两）　大黄（锉，炒，一两）　桃仁（二两）

上三味，粗捣筛，每服五钱匕，先取皂荚刺一两，锉碎，以水二盏，煎至一盏半，滤出，下药及朴硝一钱，同煎至八分，去滓，空心温服。

治附骨疽，乱发汤洗方。

乱发灰（半两）　杏仁（椎碎，二十一粒）　甘草（锉，五寸）　盐花（半两）

上四味，以浆水五升，煎至三升，滤去滓，通手洗疽上，若有脓血，洗取净后，以绢帛缚定，每日三两遍洗。

治附骨疽疮，及阴疮久不瘥，天灵盖散涂敷方。

天灵盖（酥炙，一两）　狗骨（烧灰，一两半）　白矾（烧灰，一两半）麝香（研，一钱）

上四味，捣研为散，干敷疮口，日三五上，以瘥为度。

治附骨疽。天南星散涂敷方

天南星（炮）　附子（炮裂，去皮脐）　黄柏（去粗皮，各半两）　铅丹（研，一分）　麝香（研，半分）

上五味，除麝香、铅丹外，捣罗为散，入二味和匀，干敷疮上，日三五度。

治附骨疽久不瘥，麝香散涂敷方。

麝香（研，一分）　麒麟竭、密陀僧（煅，各一两）

上三味，细研为散。先用盐汤洗疮拭干，取活鳝鱼一条，锉，细研，揾疮上一宿，明旦揭看，有虫即去，再拭干，涂敷散子，日三五度即瘥。

治附骨疽，内消小豆散方。

赤小豆（一合）　糯米（炒黑，五合）

上二味，捣罗为散。水调如糊，摊故帛上涂贴，干即易。

治附骨疽。骐驎竭散涂敷方

麒麟竭　槟榔（锉）　黄连（去须）　马肠根（各一两）

上四味，捣罗为散，先以油炒葱豉，入腻粉半钱和捣，捻作饼子一片。用盐浆水洗疮后，用饼搨疮上，以生帛缚定，三日后再用盐汤洗，即涂敷散子，日三五次。

治附骨疽久不瘥，骨从疮口出，乌鸡散涂敷方。

乌雌鸡骨（烧灰）　牛棓木（刮，烧灰，三家者）　炊单（烧灰，三家者，各一两）

上三味，合和研细，涂敷疮上，日三五度，碎骨出即瘥。

治附骨疽久不瘥，或瘥，年岁再发，秦艽散涂敷方。

秦艽（去苗、土）

上一味，捣罗为散，涂敷疮上，以帛缚定，日二三次。

治附骨疽积年发脓，骨出不瘥，牛胶散涂敷方。

水牛皮胶（炙焦）

上一味，细研为散。涂敷疮上，用生鲤鱼破开，外面贴定，时看有小虫出，更以盐汤洗，敷上药，再以鱼贴，虫出尽，更敷药。

治附骨疽，楸叶涂敷方。

楸叶（阴干，一两）　猪胆（半两）

上二味，相和捣烂，涂于疮上，封之即瘥。

又方

黄丹（研细）　腻粉（各三钱，研）　鸡子（五枚，煮熟，去白用黄）

上三味，先将鸡子黄于铫子内，以慢火炒令黑，候自然为膏，沥于盏内，入黄丹、腻粉和匀。用时先以米泔煎汤洗患处，拭干，用药敷之妙。

又方

新枸杞子自然汁　白矾（枯，别研）

上二味，先将枸杞汁慢火熬成煎，后入白矾，团令坚实，阴干，捣罗为末。每用时，以甘草水洗之，拭干，先唾涂疮上，次用药末周匝敷之。

治附骨疽久不愈及碎骨皆从疮孔中出者，鸡骨散方。

一岁乌雌鸡骨（一两，烧灰）　三家桐材屑（一两，烧灰）　三家炊单（一两，烧灰）

上三味，都研令细。每用少许内于疮中，碎骨当出即愈。

治附骨疽及鱼眼疮方。

杏仁（五十枚，烧为灰）　乱发灰（一两）　腻粉（一分）

上三味，同研令细。入油三合、蜡半两，煎搅令匀，入瓷合盛，净洗贴之。

治附骨疽，肿痛有脓，久不瘥，天灵盖散方。

天灵盖（一两，烧灰）　狗头骨（半两，烧灰）　白矾（半两，烧令汁尽）麝香（一钱，细研）　黄连（一分，去须）　黄柏（一分）

上六味，捣罗为细散，入麝香令匀。每用先煎甘草汤洗，拭干，用生油调涂之。

8.《世医得效方·卷第十九 疮肿科·附骨疽》

蟾蜍膏

治附骨疽久不瘥，脓汁败坏，或骨从疮孔出。

大虾蟆（一枚）　乱发（一握，如鸡子大）　猪脂油（四两）

上以猪脂油煎前项药，滤去滓，凝如膏，贴之。凡贴，先以桑白皮、乌豆煎汤淋洗，拭干，煅龙骨为粉掺疮口四畔，令易收敛，却用贴之。

黑鲫膏

治附骨疽未破已破，或脓出不尽者。

上用黑色鲫鱼一个，去肠，入白盐令腹满，用线缚定。用水一盏，铜石器中煮，水尽、干焦为末，用猪油调敷。已破者干掺，少痛勿怪。

赤术丸

治附骨疽脓汁淋漓，久而不瘥。已破未破皆可用。

赤术（一斤，泔浸去油，用川椒、葱白煮令黑色，焙干）　舶上茴香破故纸（炒）　川楝子（锉，炒）　茯苓　土茴香　川白芷　桃仁（去皮尖，炒，各一两）

上为末。老人加黑附子。炼蜜丸，梧桐子大。每服五十丸，温酒或盐汤吞下。

9.《万氏家抄济世良方·卷四·痈疽》

治附骨疽

热在血分之极，初觉先以青皮、甘草节服之，后破当养血以人参、黄连、茯苓各二钱，瓜蒌子四十八粒；作二帖，入竹沥热饮之。

10.《经验丹方汇编·疯斑》

神效散（治鹤风，兼治附骨疽。皮色不变，大腿通肿，疼痛无奈，及痢后脚痛，缓弱不能行或腿膝肿痛等症）

人参（二钱）　防风　白术　附子　当归　白芍　杜仲　黄芪　羌活牛膝　甘草　熟地（各一钱）　姜（三片）

水二碗煎半，食前服。（《秘方集验》）

11.《医方集宜·卷之十·外科·治方·附骨疽》

内托黄芪汤

治附骨疽初起，皮色如常，作痛无时，发寒发热。

黄芪　木瓜　金银花　当归　羌活　连翘　小茴香　赤芍药　生地黄甘草　乳香

水二钟，姜三片，煎八分，食远服。

五香连翘饮

治附骨疽初觉，一二日间发寒发热作疼。

乳香　沉香　木香　丁香　麝香　连翘　木通　大黄　独活　桑寄生射干　升麻　甘草

姜三片，煎服。

千金托里散

治同前症。

黄芪　厚朴　防风　桔梗　木香　连翘　乳香　没药　当归　川芎　白芷　芍药　官桂　人参　甘草

水二钟，酒半钟，煎服。

12.《丹台玉案·卷之六·痈疽门·附骨疽·立方》

黍米寸金丹

专治附骨疽并诸肿毒，神效。

乳香　没药　雄黄　狗宝　轻粉　乌金石（各三钱）　蟾酥　硇砂（各四钱）　白粉霜（水银升炼）　黄蜡（各五钱）　鲤鱼胆（三个，阴干）狗胆（一个）　白丁香（四十九枚）　金头蜈蚣（七条，酥炙黄色）　人乳（头胎者佳）

上为末。先以乳、蜡二味熬成膏，同药为丸，如绿豆大。大人三丸，小儿一丸，重者五丸。葱汤送下，衣被密盖，出汗为度。

当归拈痛汤

治附骨疽，因湿热下注，腿脚赤肿，痛不可忍。

羌活　当归　防风　茵陈　苍术（各一钱）　苦参　升麻　白术（各七分）　葛根　甘草　黄芩　知母　泽泻　猪苓　人参　黄柏（各五分）

水煎，温服。

托里黄芪汤

治附骨疽，初起肿痛，外贴太乙神应膏（方见本门）。

黄芪　当归　柴胡　木瓜　连翘　羌活　肉桂　生地　黄柏（各等分）

水、酒各一钟，煎服。

羌活防己汤

治附骨疽初发于太阳、太阴、厥阴分者。

羌活　川芎　苍术　防己　木香（各一钱）　连翘　射干　甘草　赤芍木通　归尾　苏木（各一钱二分）

水、酒各一钟，煎服。

黄连消毒饮

治附骨疽在腿外侧，坚硬漫肿作痛，不能行步。

黄连　羌活　黄柏　黄芩（各一钱二分）　防己　生地　防风　归尾知母　独活　陈皮　黄芪　人参　苏木（各一钱）

水煎，温服。

十全大补汤

治附骨疽将愈时。服十余剂。永无他患（方见发背门）。

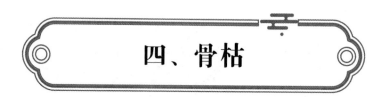

四、骨枯

【病因病机】

《备急千金要方·卷十九 肾脏方·肾脏脉论第一》

足少阴气绝则骨枯。

【常用本草】

1.《全生指迷方·卷三·诸痛》

若腰脊不举，由远行劳倦，逢大热而渴，阳气内伐，热舍于肾，水不胜火，则骨枯而髓减，盖阳明并肾，则肾脂枯而宗筋不调。宗筋主束骨而利机关也，是谓骨痿，菟丝子丸、补肾散主之。

2.《普济方·卷三十二 肾脏门·肾脏虚损骨痿羸瘦（附论）》

夫肾脏虚损骨痿羸瘦者，盖骨属于肾，肾虚损则髓竭骨枯，阳气既衰，身体无以滋养。所以骨痿肌肤损削而形羸瘦也。经曰：骨者髓之腑，不能久立，行则振掉，骨将惫矣。此之谓也。

方紫石丸 治肾脏虚损羸瘦，饮食不进，肌肤骨痿无力，腰脚疼痛，宜服，补益气力，令人健。

紫石英（一两，细研，水飞过） 肉苁蓉（二两，酒浸一宿，去皮，炙令干）白石英（一两，细研，水飞过） 磁石（二两，醋淬七遍，细研，水飞过）鹿茸（去毛，酥炙干） 菟丝子（二两，浸三日，晒干为末）人参（一两半，去芦） 黄芪（一两） 钟乳粉（二两） 熟地黄（二两） 巴戟（一两半）白茯苓（一两） 补骨脂（一两，炒） 覆盆子（一两） 附子（二两，炮，去皮脐）　杜仲（一两，去皮炒）　天门冬（一两，去心）　当归（二两）　五味子（一两）　石斛（二两）　桂心（一两）　柏子仁（一两）　蛇床子（一两）　棘刺（一两）　牛膝（二两，去心）　续断（一两）　膃肭脐（一两，酒浸）

上为末，炼蜜为丸如梧桐子大。每服空心及晚食前温酒下三十丸，渐加至五十丸。

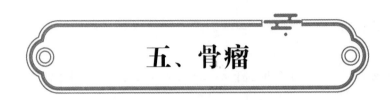

五、骨瘤

【病因病机】

《灵枢心得·卷下·刺节真邪》

有所结，深中骨，气因于骨，骨与气并，日以益大，则为骨瘤。

【诊疗方案】

1.《疡医大全·卷十八 颈项部·瘿瘤门主论》

骨瘤形色紫黑，坚硬如石，疙瘩高起，推之不移，昂昂坚贴于骨，此乃肾主骨，恣欲伤肾，肾火郁遏，骨无荣养而为肿也。治当滋补肾气，养血行瘀，散肿破坚利窍为主。调元肾气丸主之。

2.《外科正宗·卷之二 上部疽毒门·瘿瘤论第二十三》

肾主骨，恣欲伤肾，肾火郁遏，骨无荣养而为肿曰骨瘤。

骨瘤者，形色紫黑，坚硬如石，疙瘩高起，推之不移，昂昂坚贴于骨；治当补肾气，养血行瘀，散肿破坚，利窍调元，肾气丸是也。

【常用本草】

1.《圣济总录·卷第一百二十五 瘿瘤门·瘤》

治骨瘤、石瘤、肉瘤、脓瘤、血瘤，大如杯盂升斗者，二三十年不瘥，致有脓溃，令人骨消肉尽，或坚、或软、或溃，令人惊惕，窀窀不安，体中掣缩，陷肿散方。

乌贼鱼骨（去甲）　硫黄（研，各一分）　白石英（研）　紫石英（研）

钟乳（研，各半两）　干姜（炮）　琥珀（研）　大黄（锉，炒）　附子（炮裂，去皮脐）　胡燕屎（各一两）　丹参（三分）

上十一味，捣研为散，贮以韦囊，勿令气泄，若疮湿即傅之，若疮干无汁者，以猪膏和敷，日三四易之，以干为度，若汁不尽者，至五剂十剂止，着药令人不疼痛，若不消，加芒硝二两。

2.《吴氏医方汇编·第五册·瘤赘》

若劳伤肾水，不能荣骨而为肿者，其自骨肿起，按之坚硬，名曰骨瘤，用地黄丸及补中益气汤主之。

3.《卫生易简方·卷之八·痈疽》

治贴骨瘤，牙痛一应脓水不干者　用穿山甲二十斤，麸半升，同炒泡起后入牛蒡子四两，共炒黄色为度，播去麸为末。每服三钱，好酒调，病在上食后服，在下空心服。

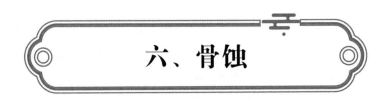

【病因病机】

1.《脾胃论·卷上·脾胃盛衰论》

大抵脾胃虚弱，阳气不能生长，是春夏之令不行，五脏之气不生。脾病则下流乘肾，土克水则骨乏无力，是为骨蚀。令人骨髓空虚，足不能履地，是阴气重叠，此阴盛阳虚之证。大法云：汗之则愈，下之则死。若用辛甘之药滋胃，当升当浮，使生长之气旺。言其汗者，非正发汗也，为助阳也。

2.《黄帝内经太素·卷第二十九 气论·三气》

其邪气浅者，脉偏痛，虚邪之入于身也深，寒与热相搏，久留而内着，寒胜其热，则骨疼肉枯，热胜其寒，则烂肉腐肌为脓，内伤骨，内伤骨为骨蚀。

3.《针灸甲乙经·卷十一·寒气客于经络之中发痈疽风成发厉浸淫第九（下）》

邪之入于身也深，其寒与热相搏，久留而内着，寒胜其热则骨疼肉枯，热胜其寒则烂肉腐肌为脓，内伤骨为骨蚀。

七、骨缩病

【病因病机】

《养老奉亲书·下籍·冬时摄养第十二》

高年阳气发泄,骨肉疏薄,易于伤动,多感外疾,惟早眠晚起,以避霜威。

【诊疗方案】

《扁鹊心书·卷下·骨缩病》

此由肾气虚惫,肾主骨,肾水既涸则诸骨皆枯,渐至短缩,治迟则死。须加灸艾,内服丹附之药,非寻常草木药所能治也(凡人年老,逐渐矬矮,其犹骨缩之病乎)。

【常用本草】

1.《神仙济世良方·下卷·人久坐必使行动然后用药法》

吕祖择,如人久坐,则血滞筋疏,久卧则肉痿而骨缩,必使之行走于途中,而后以药继之也。

方用:当归(一两)　白芍(三钱)　黄芪(一两)　甘草(一钱)陈皮(五分)　防风(五分)　半夏(一钱)

水煎服。此方原是补血汤而变之者也。久坐卧之人,其血甚滞,若在补血,血有余而气不足,未免血胜于气,宜即补气,今仍补血者何也?盖气之能生,必本血之能养,奔走之际而后以补血之药继之,使气喘则更不足,以补血之药加之,则血喜气之怯,转怜其匮乏,损己之有余,以益气之不足,则血气和平，而滞者不滞，痿者不痿。

果老大仙曰：此方妙绝。

2.《石室秘录·卷三（射集）·劳治法》

天师曰：劳治者，使之身劳而后治之也。如人久坐则血滞筋疏，久卧则肉痿而骨缩，必使之行走于途中，攀援于岭上，而后以药继之也。方用当归一两，白芍三钱，黄芪一两，甘草一钱，陈皮五分，防风五分，半夏一钱，水煎服。此方原是补血汤而变之者也。盖久坐、久卧之人，其血甚滞，若再补血，则血有余而气不足，未免血胜于气矣，似宜急以补气之药补之。今仍补血者何也？盖气之能生，必本血之能养，吾反驱之于奔走攀援之际，而后以补血之药继之者，使气喘则气更不足，而血愈加有余，仍以补血之药加之，则血喜气之怯，转怜其匮乏，损己之有余，以益气之不足，则血气和平。而滞者不滞，痿者不痿矣。此劳治之所以妙也。

张公曰：不必增。

华君曰：余亦未传。

3.《医学见能·卷一 证治·腰中》

腰痛溺赤，或兼曲而不伸者，阴虚筋骨缩也，宜加味补阴丸。

生地（三钱）　知母（二钱）　黄柏（二钱）　龟板（炙，三钱）　续断（三钱）　山茱萸（三钱）　丹皮（二钱）　葳蕤（二钱）　竹茹（一钱）　牛膝（一钱）　鹿角屑（一钱）

歌曰：腰痛缘何曲不伸，阴虚筋缩地宜生。

　　　丹皮续断知黄柏，龟鹿茹蕤牛膝行。

八、骨痿

【病因病机】

1.《黄帝内经·素问·痿论》

有所远行劳倦，逢大热而渴，渴则阳气内伐，内伐则热舍于肾，肾者，水藏也，今水不胜火，则骨枯而髓虚，故足不任身，发为骨痿。

2.《难经·论脉·十四难》

四损损于筋，筋缓不能收持；五损损于骨，骨痿不能起于床。

3.《圣济总录·卷第五十二 肾脏门·肾脏虚损骨痿羸瘦》

论曰：肾脏虚损，骨痿羸瘦者，盖骨属于肾，肾若虚损，则髓竭骨枯，阳气既衰，身体无以滋养。所以骨痿，肌肤损削而形羸瘦也。经曰：骨者，髓之府。不能久立，行则振掉，骨将惫矣，此之谓也。

4.《素问吴注·第十二卷·痿论四十四》

肾气热，则腰脊不举，骨枯而髓减，发为骨痿。腰者肾之府，其脉贯脊，其主骨髓，故肾气热而见证若此，名曰骨痿。有所远行劳倦，逢大热而渴，渴则阳气内伐，内伐则热舍于肾，肾者水脏也，今水不胜火，则骨枯而髓虚，故足不任身，发为骨痿。故《下经》曰：骨痿者，生于大热也。热甚则骨枯，故骨痿生于大热。

5.《证治准绳·杂病·第四册·痿痹门·痿》

诸脏皆然，少阴之复为骨痿。阳明司天之政，四之气，亦为骨痿。肾气热则腰脊不举，骨枯而髓减，发为骨痿。有所远行劳倦，逢大热而渴，渴则阳气内伐，内伐则热舍于肾，肾者水脏也，今水不胜火则骨枯而髓虚，故足不任身发为骨痿。

【诊疗方案】

1.《奇效良方·卷之四十五 痿门（附论）》

起痿丹

肾经虚惫，遂成骨痿，腰脚难举，日加困乏。

附子（炮，去皮脐）　沉香（不见火）　朱砂（别研）　枸杞子（去枝梗）　母丁香　木香（不见火）　阳起石（煅）　肉苁蓉（酒浸，焙）　熟地黄　麝香（别研）　天雄（炮，去皮脐，或用鹿茸亦可）　官桂（去粗皮）　硫黄（以上各一两）　腻粉（半两）　白丁香（少许）

上为细末，炼蜜为丸，如弹子大，每用一丸，以姜汁火上入药熔化，却用手点药于腰眼上，磨擦至药尽，用至二十丸，大有神效。若有他处瘫痪风疾，加皂角一片，去筋捶烂，姜汁浸一宿，瓦上焙干为末，入前药内，依前法用。

2.《罗氏会约医镜·卷之七·杂证·十一、论腰痛·脉息》

腰膝骨痿，不能起床，用川草薢、杜仲（盐水炒）各四两研末，以猪腰子四个酒煮捣烂，加煮腰子余酒和为丸，盐水送下。

3.《证治准绳·杂病·第四册·痿痹门·痿》

故《下经》曰：骨痿者，生于大热也。肾肝俱损，骨痿不能起于床，筋弱不能收持，宜益精缓中，宜牛膝丸、加味四斤丸。

【常用本草】

1.《全生指迷方·卷三·诸痛》

若腰脊不举，由远行劳倦，逢大热而渴，阳气内伐，热舍于肾，水不胜火，则骨枯而髓减，盖阳明并肾，则肾脂枯而宗筋不调。而宗筋主束骨而利机关也，是谓骨痿，菟丝子丸、补肾散主之。

2.《普济方·卷三十二 肾脏门·肾脏虚损骨痿羸瘦（附论）》

夫肾脏虚损骨痿羸瘦者，盖骨属于肾，肾虚损则髓竭骨枯，阳气既衰，身体无以滋养。所以骨痿肌肤损削而形羸瘦也。经曰：骨者髓之腑，不能久立，行则振掉，骨将惫矣。此之谓也。

方紫石丸　治肾脏虚损羸瘦，饮食不进，肌肤骨痿无力，腰脚疼痛，宜服，补益气力，令人健。

紫石英（一两，细研，水飞过）　肉苁蓉（二两，酒浸一宿，去皮，炙令干）白石英（一两，细研，水飞过）　磁石（二两，醋淬七遍，细研，水飞过）鹿茸（去毛，酥炙干）　菟丝子（二两，浸三日，晒干为末）人参（一两半，去芦）　黄芪（一两）　钟乳粉（二两）　熟地黄（二两）　巴戟（一两半）白茯苓（一两）　补骨脂（一两，炒）　覆盆子（一两）　附子（二两，炮，去皮脐）　杜仲（一两，去皮炒）　天门冬（一两，去心）　当归（二两）五味子（一两）　石斛（二两）　桂心（一两）　柏子仁（一两）　蛇床子（一两）　棘刺（一两）　牛膝（二两，去心）　续断（一两）　膃肭脐（一两，酒浸）

上为末，炼蜜为丸如梧桐子大。每服空心及晚食前温酒下三十丸，渐加至五十丸。

3.《本草纲目·谷部第二十五卷·谷之四·酒》

菖蒲酒　治三十六风，一十二痹，通血脉，治骨痿，久服耳目聪明。石菖蒲煎汁，或酿或浸，并如上法。

4.《本草易读·卷八·猪肉三百九十二·猪肾》

金刚丸　草薢　杜仲　苁蓉（等分为末）

酒煮腰子，捣丸豆大，每酒下七十丸。治骨痿不能起于床（诸方第一）。

5.《医宗必读·卷之三·本草徵要上·草部》

骨碎补　味苦，温，无毒。入肾经。去毛，蜜蒸。主骨碎折伤，耳响牙疼，肾虚泄泻，去瘀生新。

迹其勋伐，皆是足少阴肾经，观其命名，想见功力。戴元礼用以治骨痿有效。

按：《经疏》云：勿与风燥药同用。

6.《赤水玄珠·第十一卷　痿证门·论治痿独取阳明之旨》

虎潜丸、补肾丸，皆治骨痿之剂也。肉痿当以清燥汤治之。

7.《医学心悟杂症要义·痿》

虚潜丸

龟版（四两） 杜仲 熟地（各三两） 黄柏（炒褐色） 知母（各五钱）牛膝 白芍药 虎骨（酒炙酥） 当归（各二两） 陈皮（四钱） 干姜（二钱）

为末，酒糊丸，每服二钱，淡盐水下，加人参一两尤妙。

此方去知母、黄柏，加牛腿骨髓、骨碎补以治骨痿，曾见奏效。

8.《医学原理·卷之五·虚损门·治虚损方》

牛膝丸

治骨痿不能起于床，筋缓不能自收持。此乃下元肾亏、肝缓所致。盖肾主骨，肾亏是以骨痿不能起于床；肝主筋，肝缓故筋缓不能自收持。治宜补肾理肝。是以用补骨脂、菟丝子、肉苁蓉、胡芦巴等益精补肾，防风、蒺藜理肝，佐牛膝、杜仲、草薢壮筋骨，肉桂通血脉。

补骨脂（苦辛温，补肾，二两） 菟丝子（辛甘温，四两） 肉苁蓉（甘酸温，二两） 胡芦巴（辛甘温，二两） 防风（辛温，两半） 蒺藜（辛甘温，一两） 牛膝（甘酸，二两） 杜仲（炒，去丝，三两） 草薢（甘温，三两） 肉桂（辛甘温，一两）

为末，以酒煮羊肉，捣丸如梧子大。每服八九十丸。如冬月，加干姜五钱。

九、龟背（龟背痰、龟背驼）

【病因病机】

1.《小儿药证直诀·卷上 脉证治法·龟背龟胸》

肺热胀满，攻于胸膈，即成龟胸。又乳母多食五辛，亦成。儿生下客风入脊，逐于骨髓，即成龟背。治之以龟尿点节骨。取尿之法，当莲叶安龟在上，后用镜照之，自尿出，以物盛之。

2.《太平圣惠方·卷第八十九·治小儿龟背诸方》

夫小儿龟背者，由坐而稍早，为客风吹着脊骨，风气达于髓，使背高如龟之状也。

3.《活幼心书·卷中 明本论·龟胸》

尝论此候，因风痰停饮聚积心胸，再感风热。肺为诸脏华盖，居于膈上，水气泛溢，则肺为之浮，日久凝而为痰，停滞心胸，兼以风热内发，其外证唇红面赤，咳嗽喘促。致胸骨高如覆掌，名曰龟胸。治法宽肺化痰利膈，以除肺经痰饮。先用五苓散和宽气饮，入姜汁、葱汤调服，次清肺饮、雄黄散、碧玉圆、如意膏为治。若投前药，愈而复作传变，目睛直视，痰涎上壅，兼以发搐，则难治矣。龟背者，盖初生婴孩，未满半周，强令坐早，客风吹着背脊，传入于髓，故令背高如龟之状，名曰龟背。终成痼疾，何以为治？

4.《保婴撮要·卷四·龟胸龟背》

仲阳曰：龟胸者，肺热胀满，攻于胸膈，或乳母多食五辛，及儿食宿乳而成。当用龟胸丸，或松蕊丹、百合丹之类治之。龟背者，令儿早坐，因客风吹脊，入于骨髓所致。

5.《婴童类萃·下卷·龟背论》

背为阳，腹为阴，五脏之俞诸穴皆在背。乳母不善调护，当风脱衣，其背为客风所中，失于解散，寒气入骨俞，故背高起如龟形，故曰龟背。或儿小骨嫩，坐令太早，亦令伛偻。须早治之，免成痼疾。

6.《证治准绳·幼科·集之九 肺脏部、肾脏部·龟背》

《圣惠》坐儿稍早，为客风吹脊，风气达髓，使背高如龟，虽有药方，多成痼疾，以灸法为要。

7.《简明医彀·卷六·龟胸龟背》

胸高肿突，此肺家受邪，喘久所致，或乳母多受五辛者。背高伛偻，此为风寒入脊骨，或坐早而然，多成痼疾。间有灼艾收功者。

8.《幼科类萃·卷二十七 杂证门·龟背证治》

婴儿生下，不能保护，客风吹脊，入于骨髓故也。或小儿坐早亦致伛偻，背高如龟背矣。然此多成痼疾，间有灼艾收功。肺俞穴，第三椎骨下两傍各一寸半；膈俞穴，第七椎骨下各一寸半；以小儿中指中节为一寸，艾炷如小麦大，但三五壮为止。

9.《医宗金鉴·幼科心法要诀·杂证门·龟背》

龟背坐早被风吹，伛偻背高状如龟，内服松蕊丹缓治，外用灸法点龟尿。

10.《冯氏锦囊秘录·杂证大小合参卷五·龟胸龟背》

龟胸者，胸高胀满，形如覆掌，多因乳母酒面五辛无度所伤，或夏月烦躁，热乳宿乳与儿。盖肺气最清，为诸脏华盖，水气泛溢，肺为之浮，日久痰滞，则生风热，一触诸辛，肺气昏乱，是以唇红面赤，咳嗽喘促，溏泻蒸热，由此而成痼，由痼而成龟胸矣。如药后而复作传变，目睛直视，痰涎壅上，或发搐者，难治。龟背者，多因未满半周，强令坐早，失护背脊，以致客风吹扑，传入于髓，寒则体痿，故传变成斯。又谓五脏皆系于背，凡五脏受过，而成五痼，久则虫蚀脊髓，背骨似折，高露如龟矣。书曰：腮肿痼还盛，脊高力已衰，肾无生气，骨无坚长，故为恶证也。

11.《慈幼便览·惊风辟妄·小儿龟胸龟背》

取龟尿摩其胸背，久即瘥。法取龟置瓦盆中，以镜照之，即失尿，急以物收之。或以猪鬃刺其鼻即尿。龟胸者，肺热作胀，胸骨高起，有用桑皮钱半、地骨皮一钱，合白虎汤：生石膏四钱、知母钱半、糯米一撮、甘草五分，服数剂。间用六味丸加龟鹿二仙膏而见效者。气喘则难治。龟背不可治，因禀赋不足，惟常服六味地黄汤加桂附、及十全大补汤加鹿茸龟板为丸，俟长养气血，再用外治之法，庶可十全二三耳。

12.《幼科铁镜·卷五·龟背》

由客风吹背，传入于髓，故背突如龟。或咳嗽久以致肺虚，肾无所生。肾主骨，风寒乘虚而入于筋骨，致精血不能流通，故骨弓而驼，治宜松涩丹（六二）。外以龟尿点脊背中，中缝即愈。

13.《张氏医通·卷十一·婴儿门（上）·龟胸背》

龟背者，由儿生下，风客于脊，入于骨髓，小续命去附加防风。龟胸者，因肺受湿热，攻于胸膈，龟胸丸，并用龟尿点其骨节，多有得愈者。盖小儿腠理不密，风邪乘之，或痰饮蕴热于肺，风热交攻而致，或坐早风入骨髓，治用上法。若禀受肝肾虚热，六味丸；肾气不足，八味丸；背，加鹿茸；胸，加龟甲。治之贵早，迟则不验。

14.《笔花医镜·卷三 儿科论治·解颅龟胸龟背》

解颅者，脑盖未满，头颅不合，中陷而四角起，如古钱之形，此先天不足所致。暑月服六味地黄丸，冬春之月补天大造丸。俟气虚渐充，则自合矣。龟胸者，肺热作胀，胸骨高起，须白虎汤加泻白散，以凉肺气。若喘急者，难治也。龟背者，背骨高突如龟，此先天不足。督脉为病，补天大造丸加金毛狗脊治之。

15.《古今医案按·卷十·幼科·曲背》

一女六岁，才发寒热一日，即腰脊中命门穴间骨节肿一块，如大馒头状，高三四寸，自此不能平身而立，绝不能下地走动，已半年。人皆谓龟背瘤疾，莫能治。即以幼科治龟背古方，亦不效。孙东宿曰：此非龟背，盖龟背在上，今在下部，必初年乳母放在地上坐早之过，彼时筋骨未坚，坐久而背曲，因受风邪，不觉其渐入骨节间而生痰涎，致令骨节胀满而大。不急治之，必成瘤疾。今起未久，可用万灵黑虎比天膏贴之，外以晚蚕沙醋炒绢包，于膏上热熨之，一夜熨一次；再以威灵仙为君，五加皮、乌药、红花、防风、独活水煎服，一月而消其半，骨节柔软，不复肿硬，下地行走如初矣。人皆以为神奇。后三个月，蓦不能行，问之，足膝酸软，载身不起，故不能行。予知其病去而下元虚也。用杜仲、晚蚕沙、五加皮、苡仁、当归、牛膝、独活、苍耳子、人参、仙茅，水煎，服二十剂，行动如故。

16.《针灸逢源·卷六 论治补遗·鸡胸龟背》

龟背，由肾虚，风入骨髓，精血不能流通所致，用松蕊丹。

17.《儿科萃精·卷三 身体诸病门·龟背》

【真按】龟背或因坐太早，以致伛偻，背高如龟，殊不尽然。即使风入脊骨，必有酸痛，不酸不痛，而背骨高突如龟者，实因先天不足，督脉为病所致。宜用人参、黄芪、白术、当归、熟地、枸杞、金毛狗脊、鹿角、龟版，先熬膏，后为丸。早晚白开水吞服，或化服，以培本元，外用樟脑油常涂背上凸处，可以渐平。

18.《疡医大全·卷二十二 脑背部·小儿龟背门主论》

龟背者，多因未满半周，强令坐早，失护背脊，以致客风吹扑，传入于髓，寒则体瘘，故变成斯证。又谓五脏皆系于背，凡五脏受过冷成五痹，久则虫蚀脊髓，背骨似折，高露如龟矣。书曰：腮肿痄还盛，脊高力已衰，肾无生气，骨无坚长，故为恶候也。

19.《医门补要·卷中·腰痛日久成龟背痰》

脾肾两亏，加之劳力过度，损伤筋骨，使腰胯隐痛，恶寒发热，食少形瘦。背脊骨中凸肿如梅，初不在意，渐至背伛颈缩。盖肾衰则骨瘘，脾损则肉削，其龟背痰已成，愈者甚寡，纵保得命，遂为废人。宜久服补肾汤。

20.《医门补要·卷中·腰痛日久成龟背痰》

盖肾衰则骨瘘，脾损则肉削，其龟背痰已成，愈者甚寡，纵保得命，遂为废人。

21.《医门补要·卷上·龟背症》

父母之体素亏，所生之婴孩先天早为不足。若襁褓中失宜，或多病致伤，或早令强坐，则脆嫩筋骨，易于戕损，使背中脊骨瘘突。初发如梅，渐高似李，甚则伛偻。亦有风水所召者，极其难效。每见男女，由肾虚腰痛而得者，惟久服益阴煎，保其天年，从未见有痊愈者。

22.《马培之医案·龟背疟》

龟背乃先天肾亏，冷风入脊，或痰饮攻注，或闪挫折伤，或肾肝虚热，婴儿脊骨柔脆，强坐太早，皆能致之。背之中行属于督脉，旁开则足太阳膀胱，与肾为表里。腰为肾之外廓，肾脏亏虚，膀胱之府焉能自足。督脉为阳脉之海，其为病也，腰似折，髀不可以曲，督脉与膀胱之经皆取道于脊，一着风寒湿邪，则经气不行，腰脊板强，渐至脊疟成为龟背疟。于脊之第三椎者，肺脏受病已评于前，疟于第五椎以下者，厥阴肝经受病，十椎十一椎者，属太阴脾经，十二椎以下者，足少阴肾。其在肝者，脊背强痛，牵引胁肋，肝脉布于两胁也。疏肝流气饮。若兼咳嗽气粗，必兼治肺，在脾经者始悠悠腹痛，始所不觉，三日五日一作，三五月后腰背渐强，脊渐凸，行则伛偻，温脾饮主之。亦有腹不痛者，和脾通络散。在肾者，腰脊强痛，痛引股腿，日久精血衰夺，筋骨不荣，两足瘫软，独活汤、安肾丸主之。若痰饮攻注，兼于经隧而脊凸者，久之必发陈痰，脊两旁作肿，或串腰腿，漫肿不痛，脉象双弦，或兼缓滑，二陈竹茹汤。虚羸食少发热者，六君子汤合何首乌鳖甲煎。若肝肾虚热，阴精被耗，骨枯髓减，宜以地黄汤合二至丸。闪挫折伤，必瘀血凝滞经络，当活血通经络。但此症治之贵早，用药得宜，犹可保全，若成痰外溃，十无一愈。今之治者见脊疟腰背作强，总属虚寒，不分何脏，不究所因，一概温补。邪留不去，痰湿不行，变成残废，枉致夭亡者多多矣。有嗜欲伤肾之人，精衰血惫，腰痛脊疟者，非温补三阴不可。然宜辨阴中水亏、火亏，盖为水脏，在卦为坎，而真阳寓焉。水亏者，补元煎、左归丸之类，火亏者，归肾丸、赞化血余丹之类。填精养血，俾精来生气，气来生阴，精血充旺，庶无痿废之虞。

23.《孙文垣医案·卷二 三吴治验·又令孙女龟背》

令孙女才六岁，忽发寒热一日，过后腰脊中命门穴间骨节肿一块，如大馒头之状，高三、四寸，自此不能平身而立，绝不能下地走动，如此者半年。人皆以为龟背痼疾，莫能措一法。即如幼科治龟背古方治之亦不效。予曰：此非龟背，盖龟背在上，今在下部。必初年乳母放在地上，坐早之过，比时筋骨未坚，坐久而背曲，因受风邪，初不觉，其渐入骨节间而生痰涎，致令骨节胀满而大。不急治之，必成痼疾。

24.《疡科心得集·卷中·辨附骨疽附骨痰肾俞虚痰论》

小儿三岁五岁时，先天不足，三阴亏损，又或因有所伤，致使气不得升，血不得行，凝滞经络，隐隐彻痛，遂发此痈。初起或三日一寒热，或五日一寒热，形容瘦损，腿足难以屈伸，有时疼痛，有时不痛，骨酸漫肿，朝轻暮重，久则渐渐微软，似乎有脓，及刺破后，脓水清稀，或有豆腐花块随之而出，肿仍不消，元气日衰，身体缩小，而显鸡胸鳖背之象，唇舌干焦，二便枯秘，或脾败便泄，饮食少纳，渐成童痨而毙。又大人亦有之，男则系房劳不禁，色欲过度，肾水干涸而生；女则由真阴不足，经枯血闭而发。起时腰痛足软，腿膝酸楚，渐渐腿股肿胀，又名股阴疽；久则成脓，或腰间肾俞穴，肿硬色白，即名肾俞虚痰。二证溃脓后，皆不能收功。

25.《爱月庐医案·肾俞虚痰》

夫人之气血，如天地之循环不已，今为寒湿所阻，经脉壅塞，营气不从，遂成肾俞虚痰之候。

26.《马培之外科医案·龟背疬》

龟背乃先天肾亏，冷风入脊，或痰饮攻注，或内挫折伤，或肾肝虚热，婴儿脊骨柔脆，强坐太早，皆能致之……腰脊板强，渐至脊疬，成为龟背驼。

27.《爱月庐医案·肾俞虚痰》

夫人之气血，如天地之循环不已，今为寒湿所阻，经脉壅塞，营气不从，遂成肾俞虚痰之候。

【常用本草】

1.《证类本草·卷第二十　虫鱼上品·龟甲》

孙真人云：治小儿龟背。以龟尿摩胸背上，瘥。

2.《太平圣惠方·卷第八十九·治小儿龟背诸方》

治小儿龟背，宜服麻黄丸方。

麻黄（三分，去根节）　桂心　独活　防风（去芦头）　赤芍药　川大黄（锉，微炒）　枳壳（麸炒微黄，去瓤）　松花（以上各半两）

上件药，捣罗为末，炼蜜和丸，如绿豆大。每服，以粥饮下五丸，日三服，量儿大小，以意加减。

又方。

槟榔（半两）　川大黄（半两，锉，微炒）　桂心　前胡（去芦头）
防风（去芦头）　赤芍药　独活　诃黎勒皮　枳壳（麸炒微黄，去瓤）　麻
黄（去根节，以上各一分）

上件药，捣罗为末，炼蜜和丸，如麻子大。每服，以粥饮下五丸，日三服，
量儿大小，以意加减。

3.《普济方·卷四百一 婴孩杂病门·龟背龟胸（附论）》

夫婴儿生后一百八十日，始髂骨成，方能独坐。若强令儿坐之太早，即
客风寒吹着儿背及脊，至骨传入于髓，使背高如龟之状，乃曰龟背。又乳母
乳儿常捏其宿乳，夏常洗乳，捏去热乳，若儿感余热，即伤肺气，胸膈胀满，
令儿胸高如龟，乃名龟胸。又禀受血气不足，不能荣于发，故头发不生，呼
为疳病。非也。及禀受肾气不足者，则髓不强，骨不坚，盖骨之所络而为髓，
髓不足不能充于齿，故不生。且心之声为言，若儿稍长，合语而迟语，由妊
娠时母因有惊怖，内动于儿脏，邪气乘于心，使心气不足，舌本无力，故语
迟也。

方

松蕊丹（出危氏方）　治龟胸龟背。婴儿生下不能护背，客风吹脊，入
于骨髓致之。又或坐太早，亦致伛偻，背高如龟，多成痼疾。凡儿生至周岁，
三百六十日，膝骨成，始能行。近世小儿，多因父母气血虚弱，故令胎气软弱，
筋脉挛缩，两手伸展无力。又缘禀受肾气不足者，气血未荣，脚趾拳缩无力，
不能伸展，此皆不依常期，并集经用得效方治之。

松花（焙）　枳壳（炒）　防风（去芦）　独活（各一两）　麻黄（去根）
川大黄（炮）　前胡　桂心（各半两）

上为末，蜜丸黍米大。每服十粒，粥饮下，量儿加减。

百合丹（出圣惠方）　治龟胸龟背。胸高胀满，其状如龟，此肺经受热
所致也。乳母酒面无度，或夏月热烦，热乳与儿得之。或乳母多食五辛，而
亦成此疾。

川大黄（三分，焙）　天门冬（去心，焙）　杏仁（去皮尖，炒）　百
合　木通　桑白皮（炒）　甜葶苈（纸上炒）　烂石膏（各半两）

上为末，炼蜜丸如绿豆大。每服五丸，食后临卧，熟水化下。一方有朴硝，无烂石膏，名大黄丸。三岁以上，化二丸。

又方（出圣惠方）

甜葶苈（隔纸炒令紫色）　杏仁（汤浸，去皮尖双仁，麸炒微黄）　麻黄（去节根）　川大黄（锉，微炒，以上各半两）　桂心（一分）

上罗为末，炼蜜丸如绿豆大。不拘时，以温水研下五丸，量儿大小临时加减。

麻黄丸　治小儿龟胸。

麻黄（三分，去根节）　桂心　独活　防风（去芦头）　赤芍药　川大黄（锉，微炒）　枳壳（麸炒微黄去瓤）　松花（以上各半两）

上罗为末，炼蜜丸如绿豆大。每服以粥饮下五丸，日三服，量儿大小加减。

又方

槟榔（半两）　川大黄（半两，锉，微炒）　桂心　前胡　防风　赤芍药　独活　诃黎勒皮　枳壳（炒微黄，去瓤）　麻黄（去根节，以上各一两）

上罗为末，炼蜜丸如麻子大。每服以粥饮下五丸，日三服，量儿大小加减。

治小儿龟背

上龟尿摩背上，点背上骨节瘥。取龟尿之法，放龟于荷叶上，候龟头四顾，急用镜子照之，其尿自出。

百合丹　治龟胸病。

百合（一两）　川朴屑（半两）　杏仁（半两，汤浸，去皮尖）　桑根白皮（半两）　木通（半两）　天门冬（半两，去心）　川大黄（半两）

上件捣罗为细末，炼蜜和丸如黍米大。每服十粒，米饮下，量儿大小加减。

龟背散。

大黄（三分，炒）　天门冬（去心，焙）　百合　杏仁（去皮尖，炒）　木通　桑白皮（蜜炙）　甜葶苈（隔纸炒）　朴硝　制枳壳（各等分）

上为末，蜜丸。食后温汤化下。

4.《医述·卷十四　幼科集要·杂病》

龟背龟胸

龟背者，由儿生下，风客于脊背，入于骨髓，治宜小续命汤去附子加防风。

龟胸者，因肺受风热，攻于胸膈，治宜龟胸丸，并用龟尿点其骨节，多有得愈。若禀受肝肾虚热者，宜用六味丸；肾气不足者，宜用八味丸；背加鹿茸，胸加龟甲。治之贵早，迟则不验。（《张氏医通》）

予按龟胸有治，龟背乃不治之证。前人论治，犹有未善。虽曰客风入骨，坐早劳伤，咳嗽肺虚，然未窥其病源，无非以见在者言之也。凡小儿禀受真元足者，尝见其赤身裸体，当风露坐，半周之后，坐以座栏，从未闻有客风入骨，坐早劳伤，嗽久而病龟背之说。此证盖由禀父母精髓不足，命阳亏损者多有之。不观小儿龟背，正在命门之间，渐次骨节浮露，其腰如弓，实因骨痿不能支撑之故，岂风邪为患哉？前人强立松蕊丹，反用麻黄、大黄、独活、防风，一派攻伐之药，适足以速其殇也。但当以六味加上桂、鹿茸，救其先天，复以六君等，扶其胃气，或可十中保一。（陈飞霞）

5.《幼幼新书·卷第六·龟背第十九》

《圣惠》论：小儿龟背者，由坐儿稍早，为客风吹着脊骨，风气连于髓，使背高如龟之状也。

钱乙论龟背：龟背者，肺热胀满，攻于胸膈，即成龟胸。又乳母多食五辛亦成。又儿生下，客风入骨，逐于骨髓，即成龟背。治以龟尿点节骨。取尿水法：当莲叶安龟在上，后以镜照之，自尿出，以物盛之。

张涣论：婴儿生后一百八十日，始髑骨成，方能独坐。若强令儿坐，坐之太早，即客风寒，吹着儿背及脊至骨，传入于髓，使背高如龟之状，乃曰龟背。宜松蕊丹（方在后）。

《圣惠》治小儿龟背。

麻黄丸方

麻黄（三分，去根节）　桂心　独活　防风（去芦头）　赤芍药　川大黄（锉，微炒）　枳壳（麸炒微黄，去瓤）　松花（以上各半两）

上件捣，罗为末，炼蜜和丸如绿豆大。每服以粥饮下五丸，日三服。量儿大小，以意加减。

《圣惠》又方

槟榔　川大黄（锉，微炒，各半两）　桂心　前胡（去芦头）　防风（去芦头）　赤芍药　独活　诃梨勒皮　枳壳（麸炒微黄，去瓤）　松花（干用）

麻黄（去根节，以上各一分）

上件药捣，罗为末，炼蜜丸如麻子大。每服以粥饮下五丸，日三服。量儿大小以意加减。

《圣惠》又方

龟尿摩背上瘥。

张涣　松药丹　治小儿龟背。

松花（洗，焙干）　枳壳（麸炒，去瓤）　防风（去芦头）　独活（以上各一两）　麻黄（去根节）　川大黄（炮）　前胡　桂（以上各半两）

上件药捣，罗为细末，炼蜜和如黍米大。每服十粒，粥饮下。量儿大小加减。

《吉氏家传》治龟背方：大抵小儿此病，为生时被客风吹拍着背，风透于骨髓，使背高如龟状。独活丸方

独活　防风　桂心　大黄（各二分）　麻黄（去节）　枳壳（炙）　芍药（各一分）

上件为细末，蜜丸如梧桐子大。每服十九，米饮下。

《圣惠》灸法：小儿龟背，生时被客风拍着脊骨，风达于髓所致。灸肺腧、心腧、膈腧各三壮，炷如小麦大。肺腧在第三椎下两旁各一寸半。心腧在第五椎下两旁各一寸半。膈腧在第七椎下两旁各一寸半。

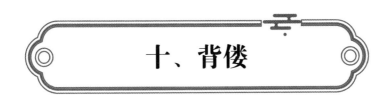

十、背偻

【病因病机】

《诸病源候论·卷之五·腰背诸病候·背偻候》

肝主筋而藏血。血为阴，气为阳。阳气，精则养神，柔则养筋。阴阳和同，则气血调适，共相荣养也，邪不能伤。若虚则受风，风寒搏于脊膂之筋，冷则挛急，故令背偻。

【诊疗方案】

《金针秘传·十一、肩膊背各部各经穴主治病症·背部第二行（左右凡四十四穴）》

甄权《针经》云：在第三椎下两傍，以搭手左取右，右取左，当中指末是穴。治胸中气满，背偻如龟，腰强，头目眩，令人失颜色。针入五分，留七呼，可灸一百壮。

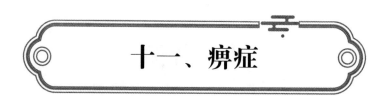

十一、痹症

【常用本草】

1.《本草新编·卷之四（徵集）·萆薢》

萆薢，味苦、甘，气平，无毒。俗呼为土茯苓。入肾、肝二经。善治痹症，祛风寒湿痹，腰背冷痛，止筋骨掣疼，缩小便明目，逐关节久结，能消杨梅疮毒。

2.《不知医必要·卷一·痹症列方》

五积散

微热兼散，治痹症之实者。

当归（一钱）　麻黄（八分）　苍术（米泔水浸）　陈皮（各一钱）厚朴　干姜　枳壳（各八分）　半夏（制，七分）　桔梗　茯苓　丽参（炒，各五分）　川芎（四分）　白芍（酒炒，八分）　肉桂（去皮，另炖，四分）白芷（七分）　炙草（五分）

加生姜三片，葱白二茎煎。

3.《古今名医方论·卷一·〈三因〉芪附、术附、参附三汤》

治阳虚自汗，寒湿沉痼，阳虚阴盛。

黄芪（一两）　附子（五钱）　名芪附汤。

白术（一两）　附子（五钱）　名术附汤。

人参（一两）　附子（五钱）　名参附汤。

水煎，分三服。

……《金匮》白术附子汤中，加甘草一味，以治痹症，岂非节制之师乎？

4.《春脚集·卷之三·皮肤部》

治痹症方　痹者，闭而不通也。初因元气内虚，外为风寒湿三气所袭，不能随时祛散，久则成痹。风气胜者为行痹，寒气胜者为痛痹，湿气者为着痹，此三痹也。又有五痹，筋屈不伸为筋痹，血凝不流为脉痹，肌多不仁为肉痹，重滞不举为骨痹，遇寒皮急为皮痹。此方统治诸痹，但直按症加减。

羌活　川芎　防风　苍术　秦艽　红花　肉桂　细辛　续断（各等分）

筋痹，加木瓜、柴胡。骨痹，加独活、泽泻。肉痹，加茯苓、陈皮、木香、砂仁。脉痹，加菖蒲、茯神、当归。皮痹，加紫菀、杏仁、麻黄。水煎服。

5.《医门法律·卷三·中风门·中风论》

律一条

凡治痹症，不明其理，以风门诸通套药施之者，医之罪也。

痹症非不有风，然风入在阴分，与寒湿互结，扰乱其血脉，致身中之阳，不通于阴，故致痹也。古方多有用麻黄、白芷者，以麻黄能通阳气，白芷能行荣卫，然已入在四物、四君等药之内，非颛发表明矣。至于攻里之法，则从无有用之者，以攻里之药，皆属苦寒，用之则阳愈不通，其痹转入诸府，而成死症者多矣，可无明辨而深戒欤？

6.《顾松园医镜·卷一·礼集·草部》

牛膝（甘酸平，入肝、肾二经）壮筋骨而理腰膝软弱（峻补肝、肾精血之功），治痹症而解四肢拘挛。

7.《顾松园医镜·卷二·礼集·木部》

侧柏叶（苦微寒，入肝经）治痹症历节疼痛（其性挟燥，故祛风湿），止肠风，吐衄崩淋（微寒带涩，故止诸血）。

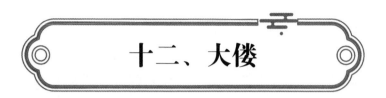

【病因病机】

1.《黄帝内经·素问·生气通天论》

阳气者，精则养神，柔则养筋。开阖不得，寒气从之，乃生大偻。

2.《灵素节注类编·卷五·外感内伤总论·经解·诸病源流》

其中和而精粹者，以养心神，中和而柔润者，以养筋骨，敷布周流，内自脏腑，外达经络，表里阴阳，循环无间者也。太阳为开，阳明为阖，少阳为枢，太阴为开，厥阴为阖，少阴为枢，如气有乖逆，而升降开阖，不循轨则，外寒因而从之，使筋脉拘急，乃生大偻者，大体伛偻不伸也。

【常用本草】

1.《素问绍识·卷第一·生气通天论篇第三》

《医垒元戎》载经文有大偻。方用羌活、防风、细辛、附子、当归、甘草、川芎、续断、白芍药、白术、桂、麻黄、黄耆、熟地黄。曰此药当与鲁山骨碎补丸相表里。

2.《杂病源流犀烛·卷二十八·前阴后阴病源流·治前阴后阴病方七十三》

大偻丸（瘘痔）

羌活　防风　细辛　附子　甘草　川芎　续断　白芍　白术　当归　麻黄　肉桂　熟地　黄芪（等分）　蜜丸，空心，盐汤下，与骨碎补丸间服。

骨碎补丸（又）

骨碎补　补骨脂　熟地　当归　菟丝子　川断　石南　金石斛　牛膝
杜仲　草薢　附子　白芍　川芎　沙参　羌活　防风　独活　黄芪　火麻仁
（等分）

蜜丸，空心，盐汤下，与大偻丸间服。

3.《医学纲目·卷之十八·心小肠部·痈疽·久漏疮》

梅师云：肾移寒于脾，发为痈疽，少气。脾移寒于肝，发为痈肿，拘挛。
又云：诸痈肿此皆安生？岐伯曰：生于八风之所变也。又云：地之湿气感则
害人皮肉筋脉。《圣济》云：衣服之表易着寒，所得之源，大抵如此。或发
不变色，或坚硬如石，或捻之不痛，久则然后变色疼痛，渐软而成脓，如泔
而稀，久不能瘥，疮口不合，变易为痔漏，败坏肌肉，销损骨髓，以致痿跛，
宜以此骨碎补丸主之。

骨碎补　补骨脂　熟地　当归　续断　石楠　石斛　牛膝　杜仲　草薢
附子　芍药　川芎　菟丝子　沙参　羌活　防风　独活　天麻　黄芪

此方与大偻方相表里，各等分为末，炼蜜丸，空心盐汤服。

阳气者，精则养神，柔则养筋，开阖不得，寒气从之，乃生大偻。宜用：

羌活　防风　细辛　附子　甘草　川芎　续断　白芍　白术　当归　桂
心　麻黄　黄芪　熟地

此方与前骨碎补丸相表里。

4.《济阳纲目·卷九十五·痔漏·治痔漏日久虚寒方》

大偻方　阳气者，清则养神，柔则养筋，开阖不得，寒气从之，乃生大
偻，宜用此方。

羌活　防风　细辛　附子　白术　当归　甘草　川芎　续断　白芍药
桂心　麻黄　黄芪　熟地黄（各等分）

此方与前骨碎补丸相表里。

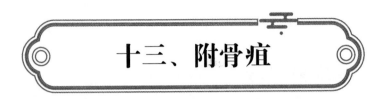

十三、附骨疽

【病因病机】

《疡科心得集·卷中·辨附骨疽附骨痰肾俞虚痰论》

附骨疽者，俗呼为贴骨痈，生于大腿外侧骨上，此阴寒之证也。凡人环跳穴（足少阳穴名）处无故酸痛，久而不愈者，便是此证之兆。盖由元气素亏，风邪寒湿乘虚入里，络脉被阻失和，致血凝气滞而发。始时臀腿间筋骨酸疼，甚者曲伸不能转侧，不红不热，皮毛不变，身体乍寒乍热，而不能作汗，积日累月，渐觉微微肿起，阴变为阳，寒化为热，热甚则腐肉为脓，此疽已成也。谓之附骨者，以其毒瓦斯深沉附着于骨也。肾主骨，肾经阳和之气不足，故肾部隧道骨缝之间，气不宣行，而阴寒之邪得深袭伏结，而阴血凝滞，内郁湿热，为溃为脓。

【诊疗方案】

《疡科心得集·卷中·辨附骨疽附骨痰肾俞虚痰论》

古人有用附子者，以温补肾气，而又能行药力、散寒邪也。大略此证初起治法，宜用温经通络、宣达阳和、渗湿补虚为主。若脉见滑数，按之软熟，脓已成也，速宜开之，毋使久留延漫，否则全腿俱溃矣。至出脓之后，须温养气血、扶胃和营，方能速愈，切不可用寒凉外敷内服，贻害非小。

十四、鹤膝风

【病因病机】

1.《华佗神方·卷四·华佗内科神方·华佗治鹤膝风神方》

此病初起时，膝下酸痛，渐至膝盖膨胀，股筋憔瘦。其病原为肾虚亏。

2.《文堂集验方·卷二·痿痹（附鹅掌风、鹤膝风）》

三阴之气不足，风邪乘之，两膝作痛，久则膝愈大而腿愈细，因名"鹤膝风"，乃败症也。

3.《景岳全书·卷之四十七贤集·外科钤（下）·鹤膝风（五八）》

凡肘膝肿痛，臂胻细小者，名为鹤膝风，以其像鹤膝之形而名之也。或只以两膝肿大，胻腿枯细，不能屈伸，俗又谓之鼓槌风，总不过风寒湿三气流注之为病也。然肿痛者必有邪滞，枯细者必因血虚。

立斋曰：鹤膝风乃调摄失宜，亏损足三阴经，风邪乘虚而入，以致肌肉日瘦，内热减食，肢体挛痛，久则膝大而腿细，如鹤之膝，故尔名之。

【诊疗方案】

1.《类证治裁·卷之五·鹤膝风》

膝者筋之府，屈伸不利，两膝壅肿，内外皆痛，腿细膝粗，如鹤之膝，是名鹤膝风。多由足三阴经亏损，风邪乘之使然。治在活血荣筋，兼理风湿。

2.《马培之医案·鹤膝风》

鹤膝风症，前贤以足三阴亏损，风寒湿三气，袭于经隧，其治皆以辛温开发，宣通经络。予谓又有不然。若肝肾阴亏，夹湿热者，岂可以辛温例治，如的系三气杂成，宗右法。

又有湿痹一症，与鹤膝风相似，不可不明辨也。痹则两膝肿痛，或足踝不肿，虽三月五月之久而腿肉不消，筋脉不拘，鹤膝则二月后大肉枯细，屈不能伸，以此为辨。而治法亦殊。痹症属实，鹤膝夹虚，有单有双，如肝肾阴亏，阳明湿热下注，膝肿热痛。若进辛温，是助其热，亏其阴，必致肿溃为败症。始宜通络利湿，继以养阴清络。若初起肿痛，按之不热，虽寒热者以万灵丹汗之，用独活渗湿汤、防己桂枝汤。日久腿足枯细者，古之大防风汤、胜骏丸、三痹汤等方选用。脉见细数，虽风寒湿之症，过饵温热，恐湿寒化热，亦致酿脓。凭脉用药，认症分湿与热，最为的当。

3.《医学心悟·卷三·痹（鹤膝风）》

痹者，痛也。风、寒、湿三气杂至，合而为痹也。其风气胜者为行痹，游走不定也；寒气胜者为痛痹，筋骨挛痛也；湿气胜者为着痹，浮肿重坠也。然既曰胜，则受病有偏重矣。治行痹者，散风为主，而以除寒祛湿佐之，大抵参以补血之剂，所谓治风先治血，血行风自灭也；治痛痹者，散寒为主，而以疏风燥湿佐之，大抵参以补火之剂，所谓热则流通，寒则凝塞，通则不痛，痛则不通也；治着痹者，燥湿为主，而以祛风散寒佐之，大抵参以补脾之剂，盖土旺则能胜湿，而气足自无顽麻也。通用蠲痹汤加减主之，痛甚者，佐以松枝酒。复有患痹日久，腿足枯细，膝头壝大，名曰鹤膝风。此三阴本亏，寒邪袭于经络，遂成斯症，宜服虎骨胶丸，外贴普救万全膏，则渐次可愈。失此不治，则成痼疾，而为废人矣。

4.《医学实在易·卷二·表证·鹤膝风》

鹤膝风者，胫细而膝肿是也。为风、寒、湿三气合痹于膝而成。宜借用痹症、历节风方法。

膝头独大鹤同形，三气（风、寒、湿）相因脚部停。五积服完白芥敷，十全（大补汤）加味妙温经。

【常用本草】

1.《苏沈良方·卷第二·伊祁丸》

治鹤膝风，及腰膝风缩。

伊祁（头尾全者） 桃仁（生） 白附子 阿魏 桂心 白芷 安息香（用胡桃瓤研，各一两） 没药（三分，以前八物用童便五升，无灰酒二升，银器内熬令厚） 乳香（三分） 当归 北漏芦 牛膝 芍药 地骨皮（去土） 威灵仙 羌活（各一两）

上为丸，如弹丸大，空心暖酒化下一丸。胡楚望博士病风痉，手足指节皆如桃李，痛不可忍，服悉愈。

2.《普济方·卷一百十二 诸风门·鹤膝风（附论）》

大防风汤

治鹤膝风，大能祛风顺气，和血脉，壮筋骨，除寒湿，逐冷气。

鹤膝风（又名鼓槌风出直指方） 两大小腿瘦如芦柴，止有膝盖，大者行履不得。

用小续命汤合一料。加草薢、川楝子、独活、干木瓜。咀，不用生姜，用水煎熬。于碗底先放麝香少许，去滓，入于碗内服之。服至数十服后，加五积散同煎，去滓服瘥。一方用紫金皮，老酒煎，候温常服。

四圣膏

治鹤膝风，及诸风疾。

川当归 没药 大川乌（各等分）

上为末，用不蛀皂角二十四个，槌碎，水煎数沸去滓，入锅内熬成膏，入前药搅匀，贴于患处。

3.《证治准绳·类方第五册·鹤膝风》

换骨丹 通治风，兼治鹤膝风。

防风 牛膝 当归 虎骨（酥炙，各一两） 枸杞子（二两半） 羌活 独活 败龟板 秦艽 草薢 松节 蚕砂（各一两） 茄根（洗净，二两） 苍术（四两）

上酒浸，为末服。酒糊丸服亦可。

4.《万氏家抄济世良方·卷一·痛风（附湿痹鹤膝风）》

养血壮筋汤 治鹤膝风，腿膝不能行动。

当归 白芍 熟地黄 白术 木瓜 牛膝 知母 陈皮 白茯苓 水二钟煎服，吃药后加好酒一杯立效。

5.《不知医必要·卷一·鹤膝风列方》

二妙散　寒　治鹤膝风赤热焮肿，并一切湿热在经，筋骨疼痛者，均宜。

苍术（米泔水浸）　黄柏（酒炒，各一钱五分）

水煎。如气滞加行气药，血虚加补血药，痛甚则加生姜汁，热辣服之。

四物加味汤　补散　治鹤膝风阴虚者。

熟地（四钱）　当归（三钱）　白芍（酒炒）　羌活　独活（各一钱五分）牛膝（盐水炒）　川芎（各一钱）　炙草（七分）

水煎。如有寒，加肉桂四分，制附子六七分，或一钱。

加味四君子汤　补散　治鹤膝风阳虚症。

党参（去芦，米炒）　茯苓　羌活　独活（各一钱五分）　白术（净，二钱）　牛膝（盐水炒）　当归（各一钱）　炙草（七分）

加生姜三片煎。如有寒加干姜七八分，或一钱。病久而虚者，服十全大补汤。

涂鹤膝方　治病初起者。

白芥子（要陈的，愈陈愈佳，四钱）

研细末，用姜葱汁调涂患处，约一时久，即起泡，泡干皮脱自愈。

火龙膏药　治鹤膝风，历节风。凡风寒湿毒所袭，及湿痰流注经络，疼痛不能行步者，均宜。

牛皮胶（四两）　乳香（制）　没药（制，各二钱五分）　麝香（一分）

用老生姜八两，捣取自然汁，同牛皮胶熔化，入乳香、没药，搅匀，俟少温，再加麝香则成膏矣。以青布或油纸摊贴患处，当痛止肿消。

6.《行军方便便方·卷中·愈疾》

治鹤膝风（两膝作疼，头渐大，腿渐细），用大何首乌煎酒服，以醉为度，捣渣敷膝头数次，即愈。永戒食鳅鱼、黑鱼。

7.《验方新编·卷八·腿部·鹤膝风》

生黄芪（八两）　肉桂（三钱）　苡米（四两）　云苓（二两）　焦白术（二两）　防风（五钱）

水十大碗，煎至二碗，分作二服。上午一服，临卧一服，服后盖被取汗，缓缓去被，忌风，令其汗自干。

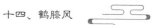

又方，大虾蟆一个，破开肚，肚内之物不去，全个贴在患处即消。此方治鹤膝风极效。

8.《验方新编·卷二十四·外科主治汇方》

换骨丹

治鹤膝风。

制苍术（四两）　枸杞（三两）　酒炒白茄根（二两）　炙虎骨　炙龟板　炒蚕砂　牛膝　当归　羌活　防风　秦艽　独活　草薢　松节（各一两）

共晒研极细，酒糊小丸，白汤下三钱，日三服。

9.《济世神验良方·外科附录》

治鹤膝风（先用紫苏汤洗）

当归　白芍　熟地　陈皮　白术　茯苓　知母　牛膝　木瓜等分

酒水煎服。

10.《济世神验良方·外科补遗》

治鹤膝风

金灯草（一名牛儿不食草，一名举灯头草，上开红花，下如蒜头者）捣糯米饭敷之，三四次，有粘水出，水尽自消。

11.《春脚集·卷之三·腿膝足脚部》

三因胜骏丸　治下部一切痛，兼治鹤膝风。

当归（洗）　天麻（煨）　牛膝（浸）　枣仁（炒）　熟地　防风（各二两）附子片（一两，炮）　木瓜（四两，洗）　全蝎　槟榔　草薢　肉苁蓉（制）故纸　巴戟（洗）　苍术（各一两，炒）　川羌　炙草　木香　乳香（去油）没药（各五钱，去油）　麝香（一钱）

共为细末，蜜丸桐子大。每空心服三钱，盐酒送下。

12.《吴氏医方汇编·第五册·鹤膝风》

捆仙绳

治鹤膝风。

番木鳖（四两，酒泡蒸去皮，用香油四两熬枯，浮起为度；再以陈壁土炒，止用二两）　川山甲（炒，一两）　大枫子（灯心火烤，去油，二两）西附子（制，一两）

共为细末，瓷瓶收贮。每服七分，空心酒下，极醉出汗，七付除根。

加减八珍汤

即八珍加杜仲、羌活、牛膝，去茯苓，生姜为引。

鹤膝风验方

黄芪（一斤）　远志（三两）　牛膝　金钗石斛（四两）

水十碗，煎二碗，再入银花一两，煎一碗，一气服之，觉二足如火，即便微效。及病人睡后，以被覆之汗。若大出汗，解去被，再服一二付，无不愈者。

火龙膏

生姜（捣，取汁八两）　乳香　没药（各五钱）　麝香（一钱）　牛皮胶（打碎，二两）

先将姜汁并胶熬化，再下乳香、没药调匀，待少温，下麝调匀即成膏。作饼敷患处，以布护之，俟收拢上来，再以紫金膏贴之。

紫金膏

黄香（一两）　蓖麻仁（三钱）　乳香　没药（各五分）　血竭（五分）

微加香油，共捣成膏，贴之。

酵子涂方

酒酵糟（四两）　肥皂（一个，去子）　芒硝（两半）　五味子（一两）砂糖（两）

姜汁半瓯研匀，日日涂之。入烧酒更妙。

13.《益世经验良方·杂症·治大麻鹤膝鹅掌风门》

治鹤膝风方

用陈酒槽（四两）　肥皂（一个，去核）　芒硝（一两）　五味子（一两）砂糖（一两）　生姜汁半盅，研匀，日日涂之。或再加烧酒更妙，速愈。

14.《经验选秘·卷三》

阳和汤　治鹤膝风、贴骨疽，及一切阴疽。如治乳癖、乳岩，加土贝五钱。

15.《菉竹堂集验方·卷二·罗浮山人集·诸风门》

治鹤膝风方　主膝头痛，砑子骨肿痛者。

真蕲艾，每一次用半斤煎水，乘热蒸洗。洗一次即消，一日洗数次尽消。

又方

芫花（一两）　血竭（五分）　小红枣（五个）　蜜糖（五匙）

上四味，用镜面烧酒一斤八两，煮一炷香时，退火性，三日，每服一小盅，日服三次，酒完即愈。

又方

年久石灰（四两）　芙蓉叶（四两）　生姜（四两）　菖蒲（四两）

上为末，打成一块，分作膏药，一般贴在患处三次，即愈。

16.《医门法律·卷三·中风门·风门杂法七条》

古方治小儿鹤膝风，用六味地黄丸，加鹿茸、牛膝，共八味。不治其风，其意最善。盖小儿非必为风寒湿所痹，多因先天所禀肾气衰薄，随寒凝聚于腰膝而不解，从外可知其内也。故以六味丸补肾中之水，以鹿茸补肾中之火，以牛膝引至骨节，而壮其裹撷之筋，此治本不治标之良法也，举此为例而推之。

17.《寿世保元·卷五·脚气》

一论八味丸治脚弱，加续断、草薢。老人加牛膝、鹿茸。治鹤膝风，加牛膝、人参、鹿茸。

18.《古今医统大全·卷之十二·鹤膝风·易简方》

一方：紫荆皮用老酒煎，候温常服。专治鹤膝风挛。

19.《古今医统大全·卷之九十三·经验秘方》

治鹤膝风

头酒糟（四两）　肥皂（二个，去子）　皮硝　五味子（去灰）　砂糖（各一两）

姜汁半盏调和，敷膝上，如干，加烧酒，搽十日就愈。

20.《医学心悟·卷三·痹（鹤膝风）》

虎骨膏丸

治鹤膝风，并治瘫痪诸症。

虎骨（二斤，锉碎、洗净，用嫩桑枝、金毛狗脊去毛、白菊花去蒂各十两，秦艽二两，煎水，熬虎骨成胶、收起如蜜样，和药为丸，如不足量加炼蜜）　大熟地（四两）　当归（三两）　牛膝　山药　茯苓　杜仲　枸杞　续断　桑寄生（各二两）　熟附子（七钱）　厚肉桂（去皮，不见火，五钱）

丹皮　泽泻（八钱）　人参（二两，贫者以黄芪四两代之）

上为末，以虎骨胶为丸。每早开水下三钱。

21.《幼科切要·足肿门》

治鹤膝风方

虎胫骨　石栏藤　箭杆风　当归　防己　酒煎服。

足上湿气　石菖蒲、箭杆风、姜葱共捣如泥，敷上即效。

22.《外科证治全书·卷三·膝部证治（计四证）》

蒸膝汤

生黄芪（八两）　金钗石斛（二两）　牛膝（五钱）　苡仁（二两）
肉桂（二钱）

水煎两碗，先服一碗，即拥被而卧，觉身有汗意，再服一碗，两足如火热，任其出汗，切不可坐起张风，俟汗出到脚底涌泉之穴，始可去被。一剂病减大半，再剂全愈。

散膝汤

黄芪（五两）　防风（三钱）　肉桂（五钱）　茯苓（一两）

水煎服，服后亦拥被卧出汗，汗出愈多，病去愈速。要知邪由汗出，而正自复也。风湿用薏苡防桑汤亦效。

薏苡防桑汤

防风（三钱）　桑叶（二两）　陈皮（一钱）　补骨脂（二钱）　苡仁（一两）

水煎服，亦必大汗而愈，只消一剂也。

白芷膏（存验）

用鲜白芷酒煎至成膏，瓷瓶收贮，每日取膏二钱，陈酒送服。再取二、三钱涂患处，至愈乃至。此乃《全生集》专治鹤膝风之方也。按鹤膝病多由气血虚馁，不能充灌经髓，外邪乘而痹之。治宜温补血气为主，兼去其邪，自无不愈。白芷膏祛邪通经固妙，而于扶虚溉枯之功无有也，故必以大防风汤为主，而兼服白芷膏为尽善之法。

23.《外科大成·卷二·分治部上（痈疽）·股部》

还少丹　治鹤膝风等症。此药补肝肾，进饮食，诚对症之良剂也。

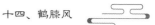

熟地黄　山药（微炒）　山茱萸　白茯苓　枸杞　巴戟天（酒浸）　牛膝（酒浸）　五味子　肉苁蓉（酒浸去鳞，焙干，酥炙）　杜仲（酒、姜拌炒）远志（甘草水浸汤下）　楮实子（酒浸）　石菖蒲（去毛忌铁）　小茴香（盐酒炒）　续断（酒浸）　菟丝子（酒蒸，等分）

上为末，煮红枣肉，加蜜为丸，桐子大。每服五六十丸，空心及食前各进一服，黄酒盐汤任下。

24.《疡医大全·卷三十六　跌打部·跌打损伤门主方》

黑丸子　治鹤膝风并跌仆损伤风湿，筋骨疼痛，或瘀血壅滞。

白蔹　赤小豆（各一两六钱）　白芍药　百草霜（各一两）　当归　白芨　骨碎补（焙，各八钱）　天南星　川乌（各三钱）　牛膝（六钱）

酒糊丸桐子大。每服三十丸，盐汤温酒任下。

25.《万氏秘传外科心法·卷之三·背图形八症（二）·膝发》

外方

治鹤膝风。

糯米煮饭，酒并曲三味共捣，敷痛处，三日即愈。

26.《解围元薮·卷四》

坎离膏　百五十四　凡大风乖疠，久烂无皮，以甘草汤洗净，搽之三四日即愈。

血竭（三钱）　冰片（一钱）　轻粉　水银（各二钱）　大风子肉（一两）白占（五钱）

上研至不见星，加熬熟香油，调加麝香（一分）　冰片（二分）。如治鹤膝风。再加闹羊花根二两、穿山甲末六钱。

27.《马培之医案·鹤膝风·附论》

一方通络利湿汤　治鹤膝肿热作痛。

大豆卷　防己　赤芍　秦艽　川牛膝　川草薢　干地龙　归须　黄柏白茄根　桑枝

二方养阴清络饮　治鹤膝肿热日久，夜分痛甚者。

炙鳖甲　秦艽　黄柏　炙龟板　地龙　川石斛　独活　赤芍　川牛膝当归　川草薢　苡米仁　桑枝

三方独活汤　治鹤膝风因风寒湿，初起肿痛寒热者。

独活　防风　苍术　黄柏　当归　秦艽　防己　草薢　赤芍　川牛膝

四方防己桂枝汤　治寒湿鹤膝初起，肿痛无热者。

桂枝　川草薢　独活　秦艽　川牛膝　白茄根　木防己　赤芍　苍术
炙没药　全当归　炒桑枝

五方防风汤　治三阴不足，风邪乘之，两膝作痛，膝肿而腿细。

潞党参　黄芪　熟地　木防风　怀牛膝　熟附子　甘草　羌活　川芎
生白术　全当归　川杜仲　桑枝

六方独活寄生汤　治肝肾虚，风湿入络，足膝挛痛痹。

独活　云茯苓　防风　大生地　桑寄生　细辛　秦艽　川芎　大白芍
桂心　人参　杜仲　当归　怀牛膝　生甘草

七方三因胜骏丸　治鹤膝风，膝肿腿细，手足寒挛，走注疼痛，三阴不足，寒湿气侵者。

熟地　附片　当归　苁蓉　破故纸　苍术　全蝎　槟榔　怀牛膝　草薢
乳香　木香　射干　炙没药　木瓜　防风　天麻　枣仁　川羌活　巴戟肉

上药为末，烂蜜法丸。

八方三痹汤　治寒湿痛痹，膝踝肿胀，三阴不足。

川芎　当归　白芍　生地　防风　秦艽　黄芪　茯苓　炙甘草　牛膝
独活　川杜仲　桂心　细辛　羌活　续断　党参

九方史国公药酒　治手足拘挛，半身不遂，或腿膝痹痛，鹤膝等症。养血祛风，壮骨，健脾渗湿。

羌活（二两）　防风（二两）　白术（二两）　当归（二两）　川草薢（二两）
杜仲（二两）　松节（二两）　虎骨（二两）　杞子（二两）　蚕沙（二两）
秦艽（四两）　鳖甲（二两）　茄根（八两）　苍耳（四两）　川牛膝（二两）

上药用好陈酒三十斤煮服。

外治丹散

洪宝丹　治膝盖肿痛而热，皮色不变，用葱汤调敷。

地骨皮散　治鹤膝肿热痛甚者，用车前子草打汁调敷。

冲和膏　治膝肿而潮热者，用醋调敷。

鹤膝散　治鹤膝因受风湿肿者。

白芷（四两）　陈酒（二十两）

煎稠去渣，以笔醮酒涂。

香桂散　此散治一切风寒湿气，筋骨疼痛。温经通络，掺膏药上贴之。

生附子（二钱）　麝香（二分）　川乌（二钱）　细辛（二钱）　木香（二钱）　炙没药（二钱）　肉桂（二钱）　草乌（二钱）　丁香（二钱）　樟冰（二钱）

共为细末，随症听用。

28.《先醒斋医学广笔记·卷之三·肿毒·秘传治痈疽诀》

治鹤膝风（一人患此五年，敷药三日即愈。王心涵传）。

乳香　没药（各一钱五分）　地骨皮（三钱）　无名异（五钱）　麝香（一分）

各为末，用车前草捣汁，入老酒少许，调敷患处。

29.《蠢子医·卷三·病寻出路·宜顺势而导之》

如若大补治鹤膝风，有用防风一两，炙芪四两，大汗而愈。

十五、脊背骨伤（腰骨损断、背脊骨折、尾骶骨伤）

【诊疗方案】

1.《证治准绳·疡医·卷之六·跌扑伤损·腰臀股膝伤》

凡腰骨损断，用门一片放地下，一头斜高些，令患人覆眠，以手伸上搬住其门，下用三人拽伸，以手按损处三时久，却用定痛膏、接骨膏敷贴，病人浑身动作一宿至来日，串处无痛，却可自便左右翻转，仍用破血药。

2.《伤科补要·第十五则 脊背骨伤》

背者，自后身大椎骨以下，腰以上之通称也，一名脊骨，一名膂骨，俗呼脊梁骨，其形一条居中，共二十一节，下尽尻骨之端，上载两肩，内系脏腑，其两旁诸骨，附接横叠而弯，合于前则为胸胁也。腰骨者，即脊骨之十四椎、十五椎、十六椎也。尾骶骨，即尻骨也，其形上宽下窄，上承腰脊诸骨，两旁各有四孔，名曰八髎。其末节名曰尾闾，一名骶端，一名撅骨，一名穷骨，俗名尾椿也。或跌打伤者，瘀聚凝结，脊筋陇起，当先柔筋，令其和软，内服紫金丹，敷定痛散，烧红铁烙熨之，贴混元膏。若骨缝叠出，俯仰不能，疼痛难忍，腰筋僵硬，使患者两手攀索，两足踏砖上，每足下叠砖三块踏定，将后腰拿住，各抽去砖一块，令病人直身，又各去一块，如是者三，其足着地，使气舒瘀散，陷者能起，曲者可直。再将腰柱裹住，紧紧缚之，勿令室碍，但宜仰卧，不可侧睡，膂骨正而患除，服接骨紫金丹。如胸陷不直者，亦用此法。或气门伤，则气塞不通，口噤反张，身强如死，过不得三个时辰，若气从大便出者立毙。

3.《世医得效方·卷第十八 正骨兼金镞科·秘论》

背脊骨折法：凡挫脊骨，不可用手整顿，须用软绳从脚吊起，坠下身直，其骨使自归窠。未直，则未归窠，须要坠下，待其骨直归窠，然后用大桑皮一片，放在背皮上，杉树皮两三片，安在桑皮上，用软物缠，夹定，莫令屈。用药治之。

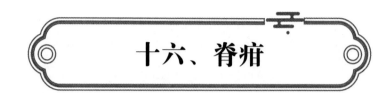

十六、脊疳

【病因病机】

《太平圣惠方·卷第八十七·治小儿脊疳诸方》

夫小儿脊疳者,由乳哺不调,甘肥过度,肉生于虫,攻于脊脊,渐渐黄瘦,时时下痢,覆地而卧,毛发干焦,身体壮热,烦渴不止,脊骨如锯,谓之脊疳也。

【常用本草】

1.《太平圣惠方·卷第八十七·治小儿脊疳诸方》

治小儿脊疳,头大项细,四肢黄瘦,肚大胸高,毛发干竖,金蟾散方。

干蟾(一枚大者,涂酥,炙令焦黄)　夜明沙〔三枚(分),微炒〕
胡粉(三钱)　丁香(三七粒)　桃白皮(三分,锉)　樗根白皮(三分,锉)
地榆(三分,锉)　百合(三分)　诃黎勒(三分,煨,用皮)　白芜荑(三
分,微炒)　人参(三分,去芦头)　槟榔(一分)　川大黄(三分,锉碎,
微炒)　黄连(三分,去须)　黄柏(三分,锉)

上件药,捣细罗为散。每服,用粥饮调下半钱,日三服,量儿大小,以意加减。

治小儿脊疳,渐渐黄瘦,以手指击之,背如鼓响,脊骨高是也,此因奶热所致,宜服地骨皮丸方。

地骨皮(半两)　龙胆〔二(一)分去芦头〕　子芩〔二(一)分〕
紫参(半两)　黄芪(半两,锉)　枳壳(一分,麸炒微黄,去瓤)　木香(一
分)　猪苓(一分,去黑皮)　川大黄(半两,锉碎,微炒)　郁李仁(半两,

汤浸，去皮尖，微炒） 海蛤（一分，细研）

上件药，捣罗为末，炼蜜和丸，如绿豆大。每服，以温水研下五丸，日三服，量儿大小，加减服之，当得微利为效。

治小儿脊疳，肌肤羸瘦，背脊骨高，身体寒热，面无颜色，宜服胡黄连丸方。

胡黄连（半两） 青黛（半两，细研） 木香（一分） 蜗牛〔一（二）七枚，炒令微黄〕 地龙（半两，微炒） 蟾酥（一钱，研入） 黄连（半两，去须） 槟榔（一分） 蝼蝈（五枚，微炒，去翅足） 朱砂（一分，细研） 麝香（一分，细研） 当归（一分，微炒） 犀角屑（一分） 干蝎（一分，微炒） 蛇蜕皮（一分，烧为灰） 芦荟（一分，细研） 独活（一分） 牛黄（一分，细研） 猪牙皂荚（五挺，去皮，涂酥，炙焦黄）

上件药，捣罗为末，以猪胆汁和丸，如绿豆大。每服，以粥饮下五丸，日三服，量儿大小，增减服之。

治小儿心肺久热，致成脊疳，渐渐羸瘦，牛黄丸方。

牛黄（一分，细研） 真珠末（一分） 朱砂（一分，细研） 赤芍药（一分） 杏仁（一分，汤浸，去皮尖双仁，麸炒微黄） 赤茯苓（一分） 甘草（一分，炙微赤，锉） 牡蛎粉（一分） 麝香（一分，细研） 虾蟆灰（一分） 犀角屑〔一（半）分〕 巴豆（十枚，去皮心研，纸裹压去油）

上件药，捣罗为末，入研了药，更研令匀，用糯米饭和丸，如绿豆大。每日早晨，以荆芥汤下二丸，量儿大小，增减服之。

治小儿脊疳，日渐羸瘦，腹中有虫，杀疳丸方。

没石子（半两） 麝香（一分，细研） 芦荟（半两，细研） 瓜蒂（半两） 蟾头（半两，炙令焦黄） 鹤虱（半两） 青黛（半两，细研） 腻粉（一分，研入）

上件药，捣罗为末，以糯米饭和丸，如黍米大。每服，以粥饮下五丸，日三服，量儿大小，以意加减。

治小儿脊疳，腹内有虫，上攻背脊，脊骨渐高，肌体羸瘦，芦荟丸方。

芦荟（半两，细研） 胡黄连（半两） 虾蟆（一枚，涂酥，炙令焦黄） 熊胆（半两，研入） 贯众（半两） 地龙（半两，微炒） 青黛（半两，细研） 黄连（半两，去须） 朱砂（半两，细研） 蝉壳（半两，微炒，

去足） 雷丸（半两） 麝香（半两，细研）

上件药，捣罗为末，用蜗牛肉研和，丸如麻子大。每服，以粥饮下五丸，日三服，量儿大小，增减服之。

治小儿脊疳，四肢瘦弱，腹胁壮热，头发干疏，时烦渴，脊骨如锯，青黛丸方。

青黛（一分，细研） 定粉（一分） 蟾酥（半分，研入） 夜明沙（一分，微炒） 黄连（半两，去须） 麝香（一分，细研） 熊胆（半分，细研）羚羊角屑（半分） 朱砂（一分，细研） 犀角屑（半分）

上件药，捣罗为末，用软饭和丸，如绿豆大。每一岁，以粥饮下二丸。

治小儿脊疳，虫攻背脊，脊骨渐高，瘦弱，化疳丸方。

腻粉（一分，研入） 胡粉（一分） 胡黄连（一分） 雷丸（一分）鹤虱（一分） 蜣螂（一分，去翅足，微炒） 地龙（一分，微炒）

上件药，捣罗为末，以鸡子白和，于竹筒内盛，于炊饭处蒸，饭熟为度，用熊胆汁和丸，如绿豆大。每服，以清粥饮下三丸，日三服，量儿大小，以意加减。

治小儿脊疳，下痢羸瘦，白矾丸方。

白矾灰（三钱） 田父（三分，烧灰） 蛇蜕皮（一条，炒令微黄）青黛（一分，细研） 鹤虱（一分） 朱砂（一分，细研） 麝香（一钱，细研） 芦荟〔三（一）分，细研〕 莨菪子（一分，水淘去浮者，水煮令芽出，炒黑色）

上件药，捣罗为末，同研令匀，以烧饭和丸，如绿豆大。每一岁儿，以粥饮下二丸。

治小儿脊疳，体热瘦瘁，心烦多渴，不欲乳食，青黛丸方。

青黛（一分，细研） 胡黄连（半两） 鹤虱（一分） 芦荟（一分，细研） 朱砂（一分，细研） 熊胆（一分，研入） 麝香（一分，细研）

上件药，捣罗为末，同研令匀，炼蜜和丸，如绿豆大。每服，用温水下三丸，日三服，量儿大小。加减服之。

2.《圣济总录·卷第一百七十二 小儿门·小儿脑疳》

治小儿脑疳，脊疳，齿疳，诸般疳疾，口生疮，熊胆煎吹鼻方。

熊胆（一小指节许）　蚺蛇胆　芦荟　牛黄　麝香　龙脑（各一分）

上六味并细研，以井华水一盏和匀，瓷器盛，于铛中重汤煮半日，投三五粒粳米。以米烂为度，仍频搅勿令干，干即添水，候煎成放冷，令小儿及乳母慎口七日，取四豆许，徐徐吹入鼻中，及涂口疮，两日即停一日，候儿发变青，即止。

3.《圣济总录·卷第一百七十三 小儿门·小儿疳蛋》

治小儿疳蛋下痢，不问赤白，及五种疳气痢疾，麻子膏方。

大麻仁（二两）　黑豆黄（一两）　青黛（半斤，研）　虾蟆（一枚，烧灰，研）　麝香（研，一两）

上五味，先研麻仁，次捣研黑豆等四味为末，与麻仁同研如稠饧，入少许竹沥和匀，用瓷合收。口鼻疳疮者，每服半匙匕，米饮调下，日三；若脑脊疳，每日涂口鼻三上；若下部开，以绵裹药半匙匕，内下部，日三换，量儿大小加减。

4.《圣济总录·卷第一百七十三 小儿门·小儿诸疳》

治小儿脑脊疳，口生白疮，齿疳并诸般疳疾，悉主之，熊胆膏方。

熊胆　蚺蛇胆　芦荟　牛黄　麝香　龙脑（各一分）

上六味，并研如粉，用新汲水两盏，入药末搅令匀，以瓷器盛，重汤煮之，水只可及瓷器五分以来，慢火煮，旋添暖水，煮至半日，更投三五粒粳米同煮，米烂药即成，以箆子搅令匀，勿令药干。欲点鼻中时，先七日孩子与乳母，忌生冷、酱豉、五辛、热面、鱼肉，并少食盐，然后取药少许，渐渐吹鼻中及涂口疮上，频使，两日即停一日，看儿发变青即止，至七度停药后，还须慎口。

5.《世医得效方·卷第十二 小方科·诸疳》

下虫丸

治蛔疳。因食肉太早，或肠胃停蓄肥腻为蛔。其证多啼，呕吐清沫，腹痛胀满，唇口紫黑，肠头及齿痒。

新白苦楝根皮（酒浸，焙）　绿色贯众　木香　桃仁（浸去皮，焙）芜荑（焙，各二钱）　鸡心槟榔（二钱）　鹤虱（炒，一钱）　轻粉（半钱）干虾蟆（炙焦，三钱）　使君子（略煨取肉，五十个）

上为末，飞罗面糊丸，麻子大。每二十丸，天明清肉汁下。内加当归川黄连各二钱半，治脊疳兼疳劳，可择用。

6.《世医得效方·卷第十二 小方科·诸疳》

大芦荟丸

治脊疳。虫蚀脊膂，身热羸黄，烦热下痢，脊骨如锯齿，十指皆疮，频啮指甲。

芦荟 芜荑 木香 青黛（干） 槟榔 川黄连（净，各一分） 蝉蜕（二十一枚） 麝（少许） 胡黄连（半两）

上为末，猪胆二个，取汁浸糕丸，麻子大。每服二十丸，米饮下。

7.《普济方·卷三百八十一 婴孩诸疳门·脑疳（附论）》

熊胆煎（出圣惠方） 治小儿脑疳脊疳齿疳诸般疾，口生疮，截急疳。

8.《普济方·卷三百八十二 婴孩诸疳门·惊疳（附论）》

金蟾散 治小儿脊疳，头大项细，四肢黄瘦，肚大胸高，毛发干竖。

干蟾（一枚大者，涂酥炙令焦黄） 夜明砂（三分） 胡粉（三钱） 丁香（三七粒） 桃白皮（三分） 樗白皮（三分） 地榆（三分） 诃黎勒（三分，用皮） 黄连（三分） 川大黄（三分） 黄蘖（三分）

上为散，每服以粥饮调下半钱，三日服，量儿大小，以意增减。

芦荟丸 治小儿脊内有虫，上攻背膂，骨渐痛，肌体羸瘦。

芦荟（半钱） 胡黄连（半两） 虾蟆（一枚，涂酥炙令黄） 熊胆（半两） 贯众（半两） 地龙（半两，微炒） 青黛（半两，研） 朱砂（半两） 蝉壳（半两，去足） 雷丸（半两） 麝香（半两）

上为末，用蜗牛肉研和丸，如麻子大。每服以粥饮下五丸，日三服，量儿大小增减。

牛黄丸 治小儿心肺久热，以致成脊疳，渐渐羸瘦。

牛黄（一分） 真珠末（一分） 朱砂（一分） 赤芍药（一分） 赤茯苓（一分） 杏仁（一分，汤浸，去皮尖，浮面炒微黄） 甘草（一分） 牡蛎粉（一分） 麝香（一分） 虾蟆灰 犀角屑 巴豆（去心皮去油）

上为末，其中用油单一重裹之，蒸热为度，入后四味为丸，少加面糊丸，如麻子大。每服十丸至十五丸，清水饮下，食后临卧日进二三服。

9.《普济方·卷三百八十二 婴孩诸疳门·脊疳（附论）》

夫小儿脊疳者，由乳哺不调，饵肥过度，内生热虫，攻于脊膂，渐渐枯瘦，时时下利，覆地而卧，毛发干焦，身体壮热，烦渴不止，脊骨如锯，谓之脊疳也。

方

胡黄连丸　治小儿脊疳，肌肤羸瘦，背脊骨高，身体寒热，面无颜色。

胡黄连　苦楝子（各一两）　青黛（半两）　芦荟（一分）

上为末，以糯米饮和丸，绿豆大。荆芥汤下二九。

地骨皮丸　治小儿脊疳，渐渐黄瘦，以手指攀之，背如鼓响，脊骨高是也。此因奶热所致。

地骨皮（半两）　龙脑（一分，去芦头）　黄芩（一分）　紫参（半两）黄芪（半两，锉）　枳壳（一分，面炒，微黄去瓤）　木香（一分）　猪苓（一分，去黑皮）　川大黄（半两，锉碎，微炒）　海蛤（一分，研）　郁李仁（汤浸，去皮尖，微炒）

上为末，炼蜜和丸，如绿豆大。以温水下五丸，日三服，量儿大小加减服之。当得微利为效。

青黛丸　治小儿脊疳，四肢瘦弱，腹胀壮热，头发干疏，时时烦渴，脊骨如锯。

青黛（一分）　定粉（一分）　蟾酥（半分，研入）　夜明砂（一分）黄连（半两）　麝香（一分）　熊胆（半分）　羚羊角屑（半分）　朱砂（一分）　犀角屑（半分）

上为末，软饭和丸，如绿豆大。每服以粥饮下二九。

白矾丸　治小儿脊疳，下利羸瘦。

白矾灰（三钱）　田父（三钱）　蛇蜕皮（一条，炒令微黄）　青黛（一分）鹤虱（一分）　朱砂（一分）　麝香（一钱）　芦荟（一钱，研）　莨菪子（一分，水淘去浮者，水煮令等出炒黑色）　白扁豆（微炒令黄勿焦，各一两）白附子（文武火炮令黄色去火毒）　天麻（锉如石子，与大麦炒黄）

上为末，好磁罐盛。遇有患，依汤用使之。常服米饮调下半钱或一字。妇人产妇亦可服之。慢惊搐搦，用麝香饮下日进六服，急惊定后，用陈饭调下。惊吐不止陈米饭调下。天柱倒脚软浓米饮下。夹伤寒发搐者，薄荷葱白汤调下。疳气胀急多渴者百合汤调下。赤白痢不思乳食者，生姜三片枣子五个陈米饭一合调下。发热面赤浑身壮热忽然惊叫者金银薄荷汤调下。吃饭不知饥饱不长肌肉参芪一撮同炒姜汤调下。暴泻紫苏木瓜汤调下。形神脱言不正及大人吐泻藿香汤下。和剂方去麝香、青黛、白附子、天麻、芦荟、加知母只八味各等分，治证同前，一名银白散。治病方用人参、白术、茯苓、甘草、白扁豆、山药、芦香等七味各等分，亦名银白散。

茯苓丸　治小儿疳，四肢瘦弱，腹胀壮热，头发干燥，时时烦渴，脊骨如锯。

青黛　茯苓　芦荟　琥珀　川大黄（净）　赤茯苓（二分，炒）　钩藤皮　远志肉（姜制炮干）　虾蟆灰（三钱）　九节菖蒲　麝香（少许）

上为细末，粟米糊丸，如麻子大。每服十九，薄荷汤下。

退疳丸　治小儿惊疳，心悚惊悸，面黄肌瘦，口舌生疮，多困目涩。

胡黄连　黄连（去须）　大黄　青黛　陈橘皮（一分）　使君子（去壳）芦荟　丹砂　麝香（半钱）　苦楝根（一分，同胡黄连大黄陈橘皮为末，用猪胆汁和药却入胆水二碗，煮水尽取药出）

上将前五味别研为末，用前猪胆内药和匀，为绿豆大。每服十九，米饮下，不计时候，量儿大小加减。

青黛丸　治小儿热过惊疳。

青黛（半两）　干蝎（五枚）　白附子　天竺黄　胡黄连　芦荟　牛黄地龙　麝香（各一分）

上为末。夜明砂糯米中炒米熟为度。去米入汤细研，夜明砂为糊，入诸药末，同研令匀，丸如绿豆大。三岁以淡姜汤下三丸，以上如五丸，不得多服。

铁粉丸　治小儿惊疳壮热，及睡多汗，心神烦躁多惊。

铁粉　木香（等分）

上为同研令匀，以烧米饭和丸，如绿豆大。每岁儿，以粥饮下二九。

大芦荟丸　治脊疳虫蚀背脊，身热羸瘦，烦热下痢，脊骨如锯齿，十指皆疮，频连指甲，及小儿五疳，不长肌肤，不思饮食，日渐黄瘦，常服杀虫。

芦荟　芜荑　木香　青黛（干）　槟榔　川黄连　蝉蜕　麝香（少许）胡黄连（半两）

上为末，猪胆二个取汁，浸糕丸，如麻子大。每服十九。米饮下之（一方无木香）。

煞疳丸　治小儿脊疳，日渐羸瘦，腹中有虫。

没石子（半两）　麝香（一分）　瓜蒂　蟾头（半两）　鹤虱（半两）青黛（半两）　腻粉（一分）　芦荟（半两，细研）

上为末，以糯米饭和丸，如黍米。每服以粥饮下五丸，日三服，量儿大小，以意加减。

化疳丸　治小儿脊疳，虫攻脊背，渐渐骨高瘦弱。

地龙（一分）　腻粉（一分）　胡粉（一分）　胡黄连（一分）　雷丸（一分）　鹤虱（一分）　蜣螂（一分）

上为末，以鸡子白和，于竹筒内盛，于炊饭处蒸饭熟为度，用熊胆汁和丸，如绿豆大。每服以清粥饮下三丸，日三服，量儿大小，以意加减。

青黛丸　治小儿脊疳，体热瘦瘁，心烦多渴，不欲乳食。

青黛（一分）　胡黄连（半两）　鹤虱（一分）　芦荟（一分）　熊胆麝香

上为末，同研令匀，炼蜜为丸，如绿豆大。每服用温水下，日三服，量儿大小，加减服之。

10.《幼科发挥·卷之四·肾脏主病·肾所生病》

脊疳者小儿疳瘦，脊如锯齿，肋骨高起，拍之有声。宜集圣丸加龙胆草、栀子仁、黄柏，同为丸服。

11.《幼幼新书·卷第二十五·脊疳第六》

《圣惠》：夫小儿脊疳者，由乳哺不调，甘肥过度，肉生于虫，攻于脊膂，渐渐黄瘦，时时下痢，覆地而卧，毛发干焦，身体壮热，烦渴不止，脊骨如锯，谓之脊疳也。

《圣惠》治小儿脊疳，头大项细，四肢黄瘦，肚大胸高，毛发干立，金蟾散方。

蟾（一枚大者，涂酥炙令焦黄）　夜明砂（微炒）　桃白皮　樗根白皮地榆　黄柏（各锉）　诃黎勒（煨，用皮）　百合　白芜荑（微炒）　人参（去芦头）　川大黄（锉碎，微炒）　黄连（去须。各三分）　胡粉（三钱）丁香（三七粒）　槟榔（一分）

上件药捣，细罗为散。每服用粥饮调下半钱，日三服。量儿大小以意增减。

《圣惠》治小儿脊疳，渐渐黄瘦。以手指击之，背如鼓响，脊骨高是也。此因奶热所致。宜服地骨皮丸方。

地骨皮　紫参　黄芪（锉）　川大黄（锉碎，微炒）　郁李仁（汤浸，去皮尖，微炒。各半两）　龙胆（去芦头）　子芩　枳壳（麸炒微黄，去瓤）　木香　猪苓（去黑皮）　海蛤（细研。各一分）

上件药捣，罗为末，炼蜜和丸如绿豆大。每服以温水研下五丸，日三服。量儿大小加减服之。常得微利为效。

《圣惠》治小儿脊疳，肌肤羸瘦，背脊骨高，身体寒热，面无颜色。宜服胡黄连丸方。

胡黄连　青黛（细研）　地龙（微炒）　黄连（去须。各半两）　朱砂　麝香　芦荟　牛黄（各细研）　当归　干蝎（各微炒）　木香　犀角（屑）蛇蜕皮（烧为灰）　独活（以上各一分）　蟾酥（一钱，研入）　蜣螂（五枚，微炒，去翅足）　槟榔（一分）　猪牙皂角（五挺，去皮，涂酥炙焦黄）蜗牛（二七枚，炒令微黄）

上件药捣，罗为末，以猪胆汁和丸如绿豆大。每服以粥饮下五丸，日三服。量儿大小增减服之。

《圣惠》治小儿心肺久热，致成脊疳，渐渐羸瘦。牛黄丸方。

牛黄　朱砂　麝香（各细研）　真珠（末）　杏仁（汤浸，去皮尖、双仁，麸炒微黄）　赤芍药　赤茯苓　甘草（炙微赤，锉）　牡蛎粉　虾蟆（灰。各一分）　犀角（屑，半分）　巴豆（十枚，去皮、心，研，纸裹压去油）

上件药捣，罗为末，入研了药更研令匀，用糯米饭和丸如绿豆大。每日早晨以荆芥汤下二丸。量儿大小增减服之。

《圣惠》治小儿脊疳，日渐羸瘦，腹中有虫。杀疳丸方。

没石子　瓜蒂　鹤虱　蟾头（炙令焦黄）　芦荟　青黛（并细研。各半两）　麝香（细研）　腻粉（研入。各一分）

上件药捣，罗为末，以糯米饭和丸如黍米大。每服以粥饮下五丸，日三服。量儿大小以意加减。

《圣惠》治小儿脊疳，腹内有虫，上攻背脊，脊骨渐高，肌体羸瘦。芦荟丸方。

芦荟　青黛　朱砂　麝香（各细研）　熊胆（研入）　胡黄连　贯众　地龙（微炒）　黄连（去须）　蝉壳（微炒，去足）　雷丸（各半两）　虾蟆（一枚，涂酥，炙令焦黄）

上件药捣，罗为末，用蜗牛肉研和丸如麻子大。每服以粥饮下五丸，日三服。量儿大小增减服之。

《圣惠》治小儿脊疳，四肢瘦弱，腹胀壮热，头发干疏，时烦渴，脊骨如锯。青黛丸方。

青黛　朱砂（各细研）　夜明砂（微炒）　定粉（各一分）　蟾酥（研入）　熊胆（细研）　羚羊角（屑）　犀角（屑。各半分）　黄连（半两，去须）　麝香（一钱，细研）

上件药捣，罗为末，用软饭和丸如绿豆大。每一岁以粥饮下二丸。

《圣惠》治小儿脊疳，虫攻背脊，渐渐骨高、瘦弱。化疳丸方。

腻粉（研入）　胡粉　胡黄连　雷丸　鹤虱　蜣螂（去翅足，微炒）　地龙（微炒。各一分）

上件药捣，罗为末，以鸡子白和，用竹筒内盛，于炊饭处蒸饭熟为度，用熊胆汁和丸如绿豆大。每服以清粥饮下三丸，日三服。量儿大小以意加减。

《圣惠》治小儿脊疳，下痢羸瘦。白矾丸方。

白矾（灰，三钱）　田父（三分，烧灰）　蛇蜕皮（一条，炒令焦黄）　青黛　朱砂　芦荟（各细研）　鹤虱　莨菪子（水淘去浮者，水煮令芽出，炒黑色。各一分）　麝香（一钱，研）

上件药捣，罗为末，同研令匀，以烧饭和丸如绿豆大。每一岁儿以粥饮下二丸。

《圣惠》治小儿脊疳，体热瘦悴，心烦多渴，不欲乳食。青黛丸方。

青黛　芦荟　朱砂（各细研）　鹤虱　熊胆（研入。各一分）　胡黄连（半两）　麝香（一分，细研）

上件药捣，罗为末，同研令匀，炼蜜和丸如绿豆大。每服用温水下三丸，日三服。量儿大小加减服之。

《朱氏家传》治小儿脊疳，泻血不止方。

定粉　好枣（十个，捣碎）　头发（少许，剪碎）

上件为团砖衬，火煅通赤，细研，米饮下半钱。

《庄氏家传》治小儿久下血不止，谓之历脊痈方。

上用穿山甲，米醋浸，炙为末。每服一钱，米饮调下，食后服。

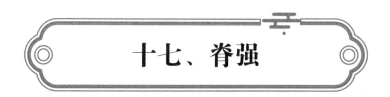

十七、脊强

【病因病机】

《黄帝内经·素问·骨空论》

督脉为病，脊强反折。《灵枢经脉》督脉之别，名曰长强。挟膂上项，散头上，下当肩胛左右，别走太阳，入贯膂。实则脊强，虚则头重，高摇之，挟脊之有过者。取之所别也。《难经二十九难》：督之为病，脊强而厥。

【常用本草】

《本草经解·卷二 草部下·丹参》

丹参同牛膝、生地、黄芪、黄柏，则健走飞步。同麦冬、沙参、五味、甘草、青蒿、花粉，治烦满。同牛膝、木瓜、草薢、豨莶、杜仲、续断，治脊强脚痹。

十八、脊痛

【病因病机】

1.《圣济总录·卷第五 诸风门·肾中风》

肾风之状，多汗恶风，面痝然浮肿，脊痛不能正立，其色炲，隐曲不利，诊在肌上，其色黑。夫身之本在肾，受五脏六腑之精气，以养百骸九窍，肾受风，则诸阳之气不能上至于头面，故有面痝然浮肿之证。阳气虚者，则多汗恶风。肾主骨，骨不强，则脊痛不能立。精神衰弱，则隐曲之事不利，肌上色黑如炲色。又踞而腰疼不可俯仰，或为冷痹，或为偏枯，耳鸣声浊，志意昏沉，善恐多忘，皆肾风证也。

2.《杂病源流犀烛·卷二十七·胸膈脊背乳病源流》

脊痛，督脉病也。背痛，肺经病也。故经曰：督脉主脊。又曰：肺腧在背，二经虚，感受六淫之邪则害痛。试详之：脊以髓满为正，房欲过度，脊髓空则痛，宜补肾（宜六味丸）。膀胱经脉挟脊，分左右上项，贼风乘虚入，偏强不能屈伸（宜羌活、前胡、防风、茯苓）。先脊痛，及背与肩，是肾气上逆（宜和气饮）。脊痛项强冲头痛，寒风所搏（宜羌活胜湿汤）。腰脊酸削齿痛，手足烦疼，不能行动，骨弱也（宜虎骨酒）。以上脊病所属。

3.《医门法律·卷三·中风门·中风论》

脊痛不能正立者，肾间生气不鼓，腰府愈而偻俯，与隐曲不利，同一源也。《金匮》虽见缺文，大要两肾藏精宅神，一身根本，多欲致虚，风最易入，腰曲，脊垂，舌卷，小便不禁，皆其候也。

【常用本草】

1.《医灯续焰·卷九·腰痛脉证第六十五·附方》

东垣羌活胜湿汤　治脊痛项强，腰似折，项似拔，冲头痛，乃足太阳经不行也。

2.《本草分经·原例·奇经八脉》

猪脊髓

补虚劳益骨髓，治脊痛除蒸。

3.《世医得效方·卷第九　大方脉杂医科·自汗·热证》

四美丸

凡骨蒸莫非是劳，脊骨尤属虚髓竭也。以《局方》黄芪鳖甲散、沉香鳖甲散、秦艽鳖甲散、青蒿鳖甲散，四散和合为末。以雄羊脊骨一具，斫碎炼汁，调和为丸，温酒吞下。治脊痛骨热，渐成蒸疾，一剂而效。其功全在脊骨膏，盖医者意也。

4.《医门法律·卷四·热湿暑三气门》

羌活胜湿汤　治脊痛项强，腰如折，项如拔，上冲头痛，乃足太阳经气不行，此方主之。

羌活　独活（各一钱）　藁本　防风（各一钱半）　荆子　川芎　甘草（炙，各四分）

水二盏，煎八分，食后温服。

按：湿土甚而热，汗之则易，下之则难。故当变其常法而为表散，此方得之。

5.《丹台玉案·卷之五·股痛门·附脊痛》

桂附汤

治脊痛筋挛，急服，乃血受寒。

大附子　肉桂（各二钱）　川芎（五钱）　白芍　生地　当归　木瓜（各一钱五分）

水煎，温服。

6.《医镜·卷之二·股痛·附 脊痛》

背脊乃督脉所贯，属太阳经，其所以作疼者，乃房欲过度，不恤劳力，脊髓空虚所致。若为贼风乘虚而入，即时伛强不能屈伸，若误以为痰，而以痰药投之，则所治非其所患矣。必用猪脊髓一条，入水煮熟，取出，投天麦门冬、人参、四物汤之类，加好酒煎服，或少加羌活引入太阳经。若为贼风所乘，宜去人参，加羌活，佐以防风、甘草、乌药、木通之类，此治脊痛之法也。然此特其大略耳，圆活变化，岂吾之所能尽乎？

十九、颈项痛（项痹）

【病因病机】

1.《素问吴注·第十六卷·骨空论六十》

失枕在肩上横骨间，失枕者，风在颈项，颈痛不利，不能就枕也。

2.《医学入门·内集·卷一·经络·经穴起止》

主因失枕头重，头半边寒痛，项痛如拔及风眩目痛，耳聋，鼻塞目上插，卒起僵仆，恶见风寒，汗不出。

3.《经络全书·前编 分野·三十、〔项〕》

王肯堂曰：人多有挫闪，及久坐失枕，而致项强，不可转移者，皆由肾虚不能生肝，肝虚无以养筋，故机关不利。

【诊疗方案】

1.《医心方·卷第二·孔穴主治法第一》

窍阴二穴：在完骨上枕骨下，摇动手而取之。刺入四分灸五壮。足小阳胆腑，又足太阳膀胱腑同之。主：营疽，发病赖，项痹痛引颈。

2.《幼科折衷·上卷·头痛·附：颈项强痛》

戴氏曰：项痛非是风邪即是气挫，亦有落枕而成痛者，宜服和气之剂，亦有挫闪及久睡失枕而致项强不可转移者，此由肾虚不能生肝，肝虚无以养筋、故机关不利，宜服补肾之剂。

3.《医碥·卷之三·杂症·项强痛》

多由风寒邪客三阳，亦有痰滞湿停，血虚闪挫，久坐失枕所致。感冒风寒者，驱邪汤。痰盛者，消风豁痰汤。湿盛者，加味胜湿汤。血虚火盛筋燥者（项强急，动则微痛，左为甚，脉弦而涩），疏风滋血汤。闪挫、久坐、失枕，而致项强，不可转移，多由肾虚不能生肝，肝血虚，无以养筋，六味丸（见虚损）常服。

【常用本草】

1.《春脚集·卷之二·颈项部》

利气饮　治闪挫或久坐，或失枕以致项痛。

2.《冯氏锦囊秘录·杂症大小合参卷六·颈项痛》

有闪挫及失枕而项强痛者，皆由肾虚，不能荣筋也，六味地黄汤加秦艽。

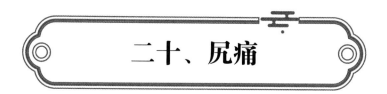

二十、尻痛

【常用本草】

1.《张氏医通·卷五·诸痛门·脊痛脊强（尻痛）》

尻痛　尻乃足少阴与督脉所过之处，兼属厥阴。若肾虚者，六味丸加肉桂；不愈，加鹿茸。肥人属湿痰，二陈合二妙，有因死血作痛者，当归、赤芍、牡丹、桃仁、延胡索、生牛膝、穿山甲、肉桂之类清理之；不应，加地龙、生附子。

2.《张聿青医案·卷十二·风痹》

某，尻痛。

二妙丸（用二陈汤送下）。

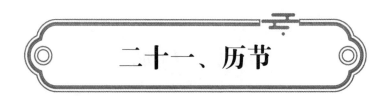

二十一、历节

【病因病机】

1.《金匮要略·中风历节病脉证并治第五》

味酸则伤筋，筋伤则缓，名曰泄；咸则伤骨，骨伤则痿，名曰枯。枯泄相搏，名曰断泄。营气不通，卫不独行，营卫俱微，三焦无所御，四属断绝，身体羸瘦，独足肿大，黄汗出，胫冷。假令发热，便为历节也。

病历节，不可屈伸，疼痛，乌头汤主之。

2.《扁鹊心书·卷中·痹病》

风寒湿三气合而为痹，走注疼痛，或臂腰足膝拘挛，两肘牵急，乃寒邪凑于分肉之间也，方书谓之白虎历节风。

【常用本草】

1.《本经逢原·卷三·香木部·柏子仁》

柏子仁性平而补，味甘而辛，其气清香，能通心肾，益脾胃，宜乎滋养之剂用之。《本经》言除风湿痹者，以其性燥也。《别录》疗忧惚及历节腰中重痛，即《本经》主惊悸、除风湿痹也。《经疏》以为除风湿痹之功，非润药所能，当是叶之能事。岂知其质虽润，而性却燥，未有香药之性不燥者也。

2.《赤水玄珠·第二十一卷·妊娠腰背痛》

独活寄生汤　治足三阴虚，风湿所侵，腰膝历节作痛。

3.《顾松园医镜·卷二·礼集·木部》

侧柏叶（苦微寒，入肝经）治痹症历节疼痛（其性挟燥，故祛风湿），止肠风，吐衄崩淋（微寒带涩，故止诸血）。

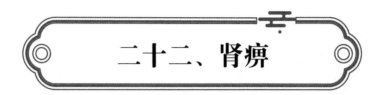

二十二、肾痹

【病因病机】

1.《黄帝内经·素问·痹论》

肾痹者，善胀，尻以代踵，脊以代头。

2.《黄帝内经·素问·五脏生成》

黑脉之至也，上坚而大，有积气在小腹与阴，名曰肾痹，得之沐浴清水而卧。

3.《华佗神方·卷二十二·华佗注仓公传·腰脊痛》

宋建弄石不能起，即复置之，暮腰脊痛，不得溺。臣意见其色，太阳色干，肾部上及腰以下，枯四分所，故以往四五日，知其发也。臣意即为柔汤服之，十八日所而痛愈。又曰：不亟治，痛即入濡肾，及其未舍（居也）五脏，急治之。病方今客濡肾（即肾外膜濡湿处也），此所谓肾痹也。

4.《理虚元鉴·卷上·肾痹论》

此即遗精痿症也。其初起于酒色不节，精血日竭，水火俱衰，肝风、脾湿、肾虚生寒，三气合聚而为肾痹。

5.《症因脉治·卷三·痹证论·内伤痹症·肾痹》

肾痹之症　即骨痹也。善胀，腰痛，遗精，小便时时变色，足挛不能伸，骨痿不能起，此肾痹之症也。

肾痹之因　《内经》云：或远行劳倦，逢大热而渴，水不胜火，则骨枯而髓虚。或不慎房劳，精竭血燥，则筋骨失养，腰痛不举，而肾痹之症作矣。

肾痹之脉　两尺细数，或见浮大。肾脉本沉，今反躁疾，水衰火动，肾痹之脉。

6.《杂病心法要诀·卷一·痹入脏腑证》

久病骨痹，复感于邪，而见腹胀，尻以代踵，足挛不伸，脊以代头，伛偻不直之证，是邪内传于肾，则为肾痹也，久病肌痹，复感于邪，而见呕涎心下痞硬，四肢懈堕之证。

【常用本草】

1.《辨证录·卷之二·痹证门（十一则）》

人有下元虚寒，复感寒湿，腰肾重痛，两足无力，人以为此肾痹也。而肾痹之成，非尽由于风寒湿也……方用肾痹汤。

白术（一两）　山茱萸（五钱）　茯苓（五钱）　薏仁（五钱）　杜仲（三钱）　肉桂（一钱）　附子（五分）　防己（五分）　石斛（二钱）　地骨皮（五钱）

水煎服。二剂而腰轻，四剂而痛止，十剂而两足有力，再十剂而全愈。

2.《症因脉治·卷三·痹证论·内伤痹症·肾痹》

肾痹之治　远行劳倦者，坎离丸。房劳精竭者，河车封髓丹。肾火上炎者，家秘滋肾丸。真阳不足者，八味丸料，溶鹿龟二胶为丸。真阴不足者，家秘天地煎。

坎离既济丸　见前肾痿。

河车封髓丹

天门冬　熟地黄　人参　河车（一具）

家秘滋肾丸

黄柏（二两）　知母（二两）　肉桂（二钱）

共为细末，玄武胶为丸。

八味丸

即六味丸加肉桂、附子。

家秘天地煎

天门冬　怀地黄　知母　黄柏

四味同煎三次，去渣冲玄武胶。收膏服。

二十三、肾虚（肾胀）

【病因病机】

《金匮翼·卷六·腰痛》

肾虚腰痛者，精气不足，足少阴气衰也。足少阴者，肾之精也。其脉贯脊属肾，抵腰中，精气不足，则经脉虚而痛。其症形羸气少，行立不支，而卧息少可，无甚大痛，而悠悠戚戚，屡发不已。经云：腰者肾之府，转摇不能，肾将惫矣。此之谓也。丹溪云：肾虚者，其脉大。

【常用本草】

1.《医灯续焰·卷三·涩脉主病第二十一·附方》

三因肾着汤　治肾虚伤湿，身重腰冷，如坐水中，不渴，小便自利。

干姜（炮）　茯苓（各四两）　甘草（炙）　白术（各二两）

每服四钱，水一盏，煎七分，空心温服。

2.《医灯续焰·卷九·腰痛脉证第六十五·附方》

直指青娥丸　治肾虚腰痛，益精助阳，乌须壮脚。用安胎饮吞，神效。

破故纸（四两，炒香）　杜仲（去粗皮、锉，四两，用生姜二两半擦淹，炒干）

上为末。用胡桃肉三十个研膏，入少许蜜，丸桐子大。每服五十九，食前下。

3.《医灯续焰·卷十一·水病脉证第七十·附方》

济生肾气丸　治肾虚脾弱，腰重脚肿，小便不利，或肚腹肿胀，或喘急痰盛，已成蛊证，其效如神。此证多因脾胃虚弱，治失其宜。元气复伤而变者，非此不救。

熟地黄（四两）　薯蓣（一两）　山茱萸（一两）　泽泻（一两）　茯苓（三两）　牡丹皮（一两）　肉桂（一两）　附子（炮五钱）　牛膝（一两）车前子（一两）

上末，炼蜜丸如桐子大。每服七八十九，空心米饮下。

4.《冯氏锦囊秘录·杂症大小合参卷十一·方脉鼻衄齿衄舌衄肌衄合参》

用鹿茸去毛酥炙，附子炮去皮脐，盐花共末，枣肉为丸，每服三十九，空心酒下。兼治肾虚腰痛亦神。

5.《食鉴本草·虚》

参归腰子

治心肾虚损，自汗。用人参五钱，当归四钱，猪腰子一对，细切同煮食之，以汁送下。

补肾腰子

一治肾虚腰痛。用猪腰子一付，薄切五七片，以椒盐淹去腥水，将杜仲末三钱，包在内外，加湿纸置火内煨熟，酒下。如脾虚，加破故纸末二钱。

猪肾酒

童便二盏，好酒一杯，猪肾一付，用瓦瓶泥封，日晚时慢火养熟，至五更初，火温开瓶，食腰子，饮酒，虚弱病笃。只一月效，肾虚腰痛亦除。

6.《本草衍句·高士宗用药大略》

妇人之血脱气陷，亦犹男子之肾冷精流，得兔丝子治下元虚愈，得杜仲胡桃治肾虚腰痛，得茯苓没药能巡心补肾，得茴香治小便无度茎举，得肉果治脾肾虚泄，得粟壳治洞泻久利。

7.《肘后备急方·卷四·治卒患腰胁痛诸方第三十二》

又方，治肾虚腰脚无力。

生栗袋贮，悬干，每日平明吃十余颗，次吃猪肾粥。

8.《太平圣惠方·卷第二十六·治肾劳诸方》

治肾虚劳损，卧多盗汗，小便余沥，阴湿萎弱，名曰劳极，宜服磁石丸方。

磁石（二两，烧，醋淬七遍，细研，水飞）　五味子（一两）　鹿茸（一两，去毛，涂酥炙令黄）　菟丝子（一两，酒浸一宿，焙干，别捣为末）　蛇床子（一两）　车前子（一两）　白茯苓（一两）　桂心（一两）　黄芪（一两，锉）　肉苁蓉（一两，酒浸一宿，刮去皱皮，炙干）　防风（一两，去芦头）　阳起石（一两，细研，水飞过）　附子（一两，炮裂，去皮脐）　山茱萸（一两）　熟干地黄（一两）

上件药，捣罗为末，炼蜜和捣三五百杵，丸如梧桐子大。每日空心，以温酒下三十丸，渐加至四十丸，晚食前再服。

治肾劳虚损，腰疼少力，补益驻颜，宜服菟丝子丸方。

菟丝子（三两，酒浸三日，曝干，别捣）　车前子（二两）　鹿茸（二两，去毛，涂酥炙令微黄）　肉苁蓉（二两，酒浸一宿，刮去皱皮，炙干）　桂心（二两）　杜仲（二两，去粗皮，炙令黄，锉）　熟干地黄（五两）　附子（二两，炮裂，去皮脐）　牛膝（二两，去苗）

上件药，捣罗为末，炼蜜和捣三二百杵，丸如梧桐子大。每服空心，及晚食前，以温酒下三十丸。

9.《圣济总录·卷第五十一　肾脏门·肾胀》

治肾虚冷气攻腰腹痛，温肾经，消胀满，八味丸方。

附子（炮裂，去皮脐，二两）　泽泻（三两）　山茱萸（四两）　山芋（四两）　白茯苓（去黑皮，三两）　牡丹皮（三两）　桂（去粗皮，二两）　熟干地黄（八两，焙）

上八味，捣罗为末，炼蜜和丸，梧桐子大。每服三十丸，空心食前温酒或盐汤下。

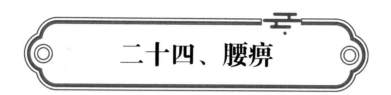

二十四、腰痹

【常用本草】

1.《得配本草·卷一·石部》

阳起石

桑螵蛸为之使。畏菟丝子。恶泽泻、雷丸、菌桂、石葵、蛇蜕皮。忌羊血。

咸，温。入命门。治下焦虚冷，阴痿，腰痹，崩漏，症结（肾气不摄则漏，肾气不运则结）。

配伏龙肝，水调扫缠喉风（更以凉药灌入鼻中）。配钟乳粉、附子，治元气虚寒。

云头雨脚及鹭鸶毛者真，色白滋润者良。煅赤，酒淬七次，研细，水飞过晒干用。不入汤。

气悍有毒，不宜轻用。

2.《医学入门·内集·卷二·本草分类·治寒门》

仙茅

仙茅气温味甘辛，补肾兴阳益老人，虚劳失溺脚腰痹，散胃冷令食入唇。

叶似茅，服之延年，故称仙。有毒。主肾虚无子，益阳道，老人失溺，丈夫虚劳，腰脚冷风挛痹不能行，开胃下气。治心腹冷气不能食，久服通神强记，助筋骨，益肌肤，长精神，明目。传云：服十斤乳石，不及一斤仙茅。蜀川江湖两浙有之。叶青如茅，冬枯春发，三月有花如栀子黄，不结实，独根傍有细根相附，外皮粗褐，内肉黄白。二月八月采根，阴干，米泔浸去赤汁。忌铁、牛肉。单方：合五加皮等分煎膏，最益人。

3.《吴鞠通医案·卷四·痹》

十七日　内而胁痛，外而腰痹痛，是气血兼痹也。

桂枝尖（五钱）　归须（二钱）　白蔻仁（钱半）　杏仁（五钱）　云苓皮（三钱）　片姜黄（二钱）　旋复花（三钱，包）　防己（三钱）　生苡仁（三钱）　小枳实（四钱）　半夏（四钱）　郁金（二钱）　广皮（三钱）

4.《临证指南医案·卷七·痹》

某　劳力感湿。腰痹酸痛。四肢乏力。

生杜仲　生苡仁　沙苑子　茯苓　粗桂枝木　金毛狗脊　晚蚕砂　木防己

5.《叶氏医案存真·卷一》

形弱脉小，腰痹痿软，足跟痛，是下元精血暗亏，未老先衰，防致痿痹。温养宜柔，勿以桂、附刚慓。

蟥鱼胶　沙苑蒺藜　甘枸杞子　首乌　茯神　虎骨胶　牛膝　柏子仁
溶胶为丸。

二十五、腰胯痛

【病因病机】

1.《普济方·卷一百五十六 身体门·腰胯疼痛》

夫腰胯疼痛者，由气血肤腠虚疏，而受风冷故也。肾主腰脚，肾脏虚弱，为风邪所乘。风冷客于腰胯之间。故令疼痛耳。

2.《张氏医通·卷五·诸痛门·腰痛》

寒湿流注于足少阳之经络，则为腰胯痛。盖腰乃胆经之所过，因受寒湿，结滞于骨节而痛。

【诊疗方案】

《儒门事亲·卷六·火形·腰胯痛二十六》

戴人女僮，冬间自途来，面赤如火，至濮阳，病腰胯大痛，里急后重，痛则见鬼神。戴人曰：此少阳经也，在身侧为相火。使服舟车丸、通经散，泻至数盆，病犹未瘳。人皆怪之，以为有祟。戴人大怒曰：驴鬼也！复令调胃承气汤二两，加牵牛头末一两，同煎服之，大过数十行，约一二缶，方舍其杖策。但发渴。戴人恣其饮水、西瓜、梨、柿等。戴人曰：凡治火，莫如冰。水，天地之至阴也。约饮水一二桶，犹觉微痛。戴人乃刺其阳陵穴，以伸其滞，足少阳胆经之穴也。自是方宁。女僮自言：此病每一岁须泻五七次，今年不曾泻，故如是也。常仲明悟其言，以身有湿病，故一岁亦泻十余行，病始已。此可与智者言，难与愚者论也。

【常用本草】

1.《圣济总录·卷第八十五 腰痛门·腰痛》

论曰：腰者一身之要，屈伸俯仰，无不由之。或风寒所客，或肾气损伤，使筋脉拘急，动摇转侧不得，故腰痛也。

治五种腰痛，人参汤方。

人参（三分） 杜仲（去粗皮，锉，炒） 桂（去粗皮，各一两） 芍药（三两） 熟干地黄（焙） 白术 木通（锉） 玄参 当归（切，焙，各三分） 芎䓖 桑寄生（各一两） 防风（去叉） 牡丹皮 独活（去芦头，各半两）

上一十四味，粗捣筛，每服三钱匕，水一盏，煎七分，去滓温服，空心日午夜卧服。

治五种腰痛，不能转侧，寄生汤方。

桑寄生 附子（炮裂，去皮脐） 独活（去芦头） 狗脊（去毛） 桂（去粗皮，各一两） 杜仲（去粗皮，锉，炒，一两一分） 芎䓖（一分） 甘草（炙，锉） 人参（各半两） 芍药 白术 石斛（去根） 牛膝（酒浸，切，焙，各三分）

上一十三味，锉如麻豆，每服三钱匕，水一盏，煎至七分，去滓空心日午夜卧温服。

治腰痛牵引背脊，不可俯仰，独活汤方。

独活（去芦头一两） 麻黄（去根节） 甘草（炙各半两） 桂（去粗皮） 葛根 芍药 栝蒌根 防风（去叉各三分） 杜仲（去粗皮炒） 附子（炮裂去皮脐各一两） 杏仁（去皮尖别研半两） 熟干地黄（切焙二两）

上一十二味，锉如麻豆，每服三钱匕，水一盏，煎至六分，去滓，空心日午夜卧温服。

治五种腰痛，肾脏虚冷，脚弱不能行步，肾沥汤方。

桑根白皮（锉，二两） 黄芪（锉） 五味子（去梗） 肉苁蓉（酒浸，切，焙） 防风（去叉） 秦艽（去苗土） 泽泻 巴戟天（去心） 桂（去粗皮） 山芋 丹参 茯神（去木） 牛膝（酒浸，切，焙，各三分） 石斛（去根） 磁石（煅，醋淬二七遍，各一两） 杜仲（去粗皮，锉，炒） 人参（各三分）

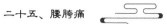

上一十七味，粗捣筛，每服先用水二盏，煮羊肾一只，至一盏，去肾入药末三钱匕，生姜三片，煎至七分，去滓，空心日午夜卧温服。

治五种腰痛，泽泻汤方。

泽泻（半两）　桂（去粗皮，三分）　白术　白茯苓（去黑皮）　甘草（炙，锉，各一两）　牛膝（酒浸，切，焙）　干姜（炮，各半两）　杜仲（去粗皮，锉，炒，三分）

上八味，粗捣筛，每服三钱匕，水一盏，煎至七分，去滓，空心日午夜卧温服。

治腰痛沉重，腹肚胀，不能转动，木香丸方。

木香（半两）　槟榔（锉）　桂（去粗皮）　附子（炮裂，去皮脐）草薢　芍药　郁李仁（去皮，别研如膏，各二分）

上七味，捣研为末，用炼蜜丸如梧桐子大。每服二十九，温酒下，空心日午夜卧服，微利为效。

治腰痛，寄生散方

桑寄生（切，焙）　牡丹皮　鹿茸（酒浸，炙，去毛）　桂（去粗皮，各半两）

上四味，捣罗为细散，每服二钱匕，温酒调下，空心日午夜卧服。

治腰痛，桂心丸方。

桂（去粗皮）　干姜（炮，各半两）　丹参　杜仲（去粗皮，锉，炒）牛膝（酒浸，切，焙）　续断（各三分）

上六味，捣罗为末，炼蜜丸如梧桐子大。每服二十九，温酒下，空心日午夜卧服。

治腰痛动转艰难，似有气注，草薢汤方。

草薢（一两半）　当归（切，焙，一两）　桔梗（炒，一两半）　牡丹皮（一两）　杏仁（汤浸，去皮尖双仁，炒，十枚）　附子（炮裂，去皮脐，二两）　黄连（去须，一两）　桑根白皮（锉，炒，一两半）　代赭（一两半）贯众（一两）　大腹（一两半）　桂（去粗皮）　白茯苓（去黑皮）　覆盆子（去梗）　黄芩（去黑心，各一两）　吴茱萸（洗，焙炒，半两）　草豆蔻（去皮，一枚）　桃仁（汤去皮尖双仁，十枚）　熟干地黄（焙，一两）

蛇床子（炒，一两半）　干姜（炮，半两）　木瓜（去皮子，焙干，一两）

上二十二味，锉如麻豆，每服五钱匕，水一盏半，煎至一盏，去滓空心温服。

治冷气连腰胯痛，食冷物即加剧，应痛丸方。

白术　牛膝（酒浸，切，焙）　当归（切，焙）　黄芪（锉）　芍药　陈橘皮（汤浸去白，焙）　桂（去粗皮）　诃黎勒（煨，去核）　厚朴（去粗皮，生姜汁炙）　白茯苓（去黑皮，各等分）

上一十味，捣罗为末，炼蜜和丸，如梧桐子大。每服二十丸，温酒下，加至三十丸，空心食前日三服。

治久患腰痛，皆由肾冷所致，暖肾散方。

附子（炮裂，去皮脐，一两）　泽泻（一两半）　桂（去粗皮，一两半）　蜀椒（去目并闭口者，炒出汗）　杏仁（汤去皮尖双仁，炒黄）　当归（锉，焙，各一两）

上六味，捣罗为细散，每服五钱匕，空心冷酒调下，日再服。

治久积冷气，腰痛行步无力，牛膝丸方。

牛膝（酒浸，切，焙）　附子（炮裂，去皮脐，各二两）　桂（去粗皮）　吴茱萸（汤洗，焙干，炒）　干姜（炮，各一两半）　牵牛子（三两）

上六味，捣罗为末，炼蜜和丸，如梧桐子大。每服三十丸，食前温酒或橘皮姜汤下。

治停水腰痛，牛膝散方。

牛膝（酒浸，切，焙）　防己（各一两半）　槟榔（锉，七枚）　牵牛子（生，捣取末，二两）

上四味，捣罗为散，每服三钱匕，温酒调下，利及三两行，即以醋饭止之。

治腰疼熨方。

食盐　干姜（生为末）　杏仁（汤浸去皮尖双仁，研）　酱瓣（研）

上四味等分，再同研匀，以绵裹内腰间，当觉冷气动下，日五六次用，瘥即已。

治多年腰痛，干漆散方。

干漆（炒令烟出）　木香　桂（去粗皮）　甘草（炙，锉，各一两一分）　熟干地黄（焙，二两半）

上五味，捣罗为散，每服三钱匕，温酒调下，日三服。

治肾虚腰痛，牡丹散方。

牡丹皮　萆薢　白术　桂（去粗皮等分）

上四味，捣罗为散，每服三钱匕，温酒调下。

治腰痛，杜仲酒方。

杜仲（去粗皮）　丹参（各八两）　芎䓖（五两）

上三味细锉，用酒一斗五升，浸五日，日满随性多少温饮。

2.《松厓医径·卷下·腰痛（二十三）》

牛膝丸　治腰胯痛。方见卷上丸类。

3.《医碥·卷之七·诸方（下）·诸方门目（下）·心痛》

煨肾散

甘遂（面包不令透水，煮百余沸，取出用冷水浸过，去面焙干）

为末，三钱，獖猪腰子细批破，以盐椒淹透，掺药末在内，荷叶包裹烧熟，温酒嚼服。治腰胯痛欲泻，止则饮新汲水，寒痰所滞者宜之。

4.《小品方·卷第七·治女子众病诸方》

白垩丸，主妇人三十六疾，病各异同治之方。

白垩（三分）　龙骨（三分）　芍药（二分）　黄连（三分）　当归（二分）　茯苓（三分）　黄芩（二分）　瞿麦（二分）　白蔹（二分）　石苇（二分）　甘草（二分）　牡蛎（二分）　细辛（二分）　附子（二分）　禹余粮（二分）　白石脂（二分）　人参（二分）　乌贼骨（二分）　桂心（四分）　白芷（四分）　大黄（二分）

二十一味，下筛，蜜丸如梧子，未食服十九，日二，不知稍增，服药二十日知，三十日百病悉愈。

5.《太平圣惠方·卷第六十四·治毒肿入腹诸方》

治毒肿入腹疼痛。或牵小腹。及腰胯痛方。

桃仁（二分，汤浸，去皮尖双仁）

上件药，研如膏。每服，以暖酒调下小弹子大，日三四服。

6.《普济方·卷二百七十九　诸疮肿门·毒肿》

取松枝烧研为细末。涂以帛裹其上良。治毒肿入腹疼痛，或牵小腹及腰

胯痛方。（出圣惠方）

7.《普济方·卷三百二十六 妇人诸疾门·腰脚疼痛》

凡妇人腰胯痛，两脚麻木，恶寒喜暖，内经曰：风寒湿合而为痹。先可服除湿丹七八十九，量虚实以意加减。次以禹功散投之，泻十余行，清冷积水，青黄涎沫为验。复用长流水煎，生姜枣同五苓散服之。风湿散而气血自和也。

8.《古今医统大全·卷之十一 痹证门·药方·治痹疏痰诸剂》

控涎丹　治人忽患胸背手脚腰胯痛不可忍，连筋骨牵引灼痛，坐卧不宁，时时走易不定。意谓走注是风，用药、针、灸皆无效。又疑风毒欲结痈疽，乱以药敷，亦非也。此乃是痰涎伏在胸膈上下，变为此疾。或令人头痛不可举，或神意昏倦多睡，或饮食无味，痰唾稠黏。夜卧喉中如锯声，口角流涎，手脚重，腿冷痹，气脉不通。误认为瘫痪。亦非也。但以此药，不过数服，其病如失。

甘遂　大戟　白芥子

上等分为末，糊丸，食后临卧姜汤下五七九或十九，量人用。

9.《外台秘要·卷第十七·腰胯痛方二首》

《广济》疗脐下冷，连腰胯痛，食冷物即剧方。

牛膝（八分）　当归（八分）　黄芪（八分）　芍药（八分）　厚朴（六分炙）　白术（八分）　茯苓（六分）　人参（六分）　橘皮（八分）　诃黎勒皮（八分，熬）　桂心（六分）

上十一味，捣筛，蜜和丸如梧子。空腹酒服二十九，加至四十九，日再。忌桃李雀肉生葱酢物。

又疗腹中冷气，食不消，腰胯冷痛者方。

槟榔仁（八分）　当归（六分）　牛膝（八分）　芍药（六分）　枳实（八分，炙）　人参（六分）　白术（八分）　桂心（六分）　芎䓖（六分）　吴茱萸（六分）　橘皮（六分）

上十一味，捣筛，蜜和丸如梧子。酒下二十九，至三十九。若饮酒冲上头面，宜煮姜枣汤下，饮服亦得。忌桃李雀肉生葱。（并出第四卷中）

10.《薛氏济阴万金书·卷二·方剂》

芎归汤　经后作痛，气血俱虚，腰胯痛。

当归　川芎　白术　熟地　人参　炙甘草　茯苓　杜仲　姜　枣

当归红花汤　血虚经不利，腰胯痛。

当归　芍药　红花　苏木　紫葳花　刘寄奴　桂枝　白芷

加姜、枣。月水不止者，蛤粉炒阿胶，研末酒下。

11.《奉时旨要·卷七　水属·腰痛》

腰胯痛症，系寒湿流注于足少阳之经络，结滞为痛，宜渗湿汤去橘红加肉桂；若肝肾伏热，加姜汁炒黄柏，酒炒防己。

若腰胯连脚膝晓夜疼痛者，此肾虚风毒乘之也，用虎骨散加补骨脂；老人腰痛连膝者，二至丸。

12.《保命歌括·卷之十五·痿痹》

妇人病，丹溪有方。腰胯痛者，当归拈痛汤、清热胜湿汤；两足痛者，当归拈痛汤、加味二妙丸、川木通汤。

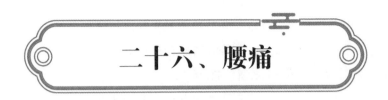

二十六、腰痛

【病因病机】

1.《景岳全书·卷之二十五心集·杂证谟·腰痛》

腰痛证凡悠悠戚戚，屡发不已者，肾之虚也。遇阴雨或久坐，痛而重者，湿也。遇诸寒而痛，或喜暖而恶寒者，寒也。遇诸热而痛，及喜寒而恶热者，热也。郁怒而痛者，气之滞也。忧愁思虑而痛者，气之虚也。劳动即痛者，肝肾之衰也。当辨其所因而治之。

腰为肾之府，肾与膀胱为表里，故在经则属太阳，在脏则属肾气，而又为冲任督带之要会。所以凡病腰痛者，多由真阴之不足，最宜以培补肾气为主。其有实邪而为腰痛者，亦不过十中之二三耳。

2.《备急千金要方·卷十九 肾脏方·腰痛第七》

论曰：凡腰痛有五：一曰少阴，少阴肾也，十月万物阳气皆衰，是以腰痛；二曰风痹，风寒着腰，是以腰痛；三曰肾虚，役用伤肾，是以腰痛；四曰臀腰，坠堕伤腰，是以腰痛；五曰取寒眠地，地气所伤，是以腰痛，痛引牵腰脊皆痛。

3.《医学启源·卷之上·三、五脏六腑，除心包络十一经脉证法》

阴邪入肾，则骨痿腰痛，上引背脊痛。

4.《丹溪心法·卷四·腰痛（附肾着）》

腰者，肾之外候，一身所恃以转移阖闭者也。盖诸经皆贯于肾而络于腰脊，肾气一虚，凡卫风受湿，伤冷蓄热，血涩气滞、水积坠伤，与失志、作劳，种种腰疼叠见而层出矣。

5.《古今医统大全·卷之五十八 腰痛门·病机·内经叙论》

《内经》曰：足太阳脉令人腰痛引项脊尻背如重状。少阳令人腰痛如以针刺，其皮中循循然，不可以俯仰，不可以顾。阳明令人腰痛，不可以顾，如有见者，善悲。足少阴令人腰痛引脊内廉。厥阴之脉令人腰痛，腰中如张弓弩弦。太阴腰痛，下如有横木居其中，甚则遗溺。又曰：太阳所至为腰痛。

6.《医法圆通·卷一·肾病腰痛》

阳衰阴盛，百病丛生，不独腰疾，但腰之痛属在下部，究竟总是一个阳虚，然下焦之阳虚，下焦之阴寒自盛，阳微而运转力衰，腰痛立作。其人定见身重畏寒，精神困倦。法宜峻补坎阳，阳旺阴消，腰痛自己。如阳旦汤、术附、羌活、附子汤之类。

7.《金匮翼·卷六·腰痛》

风虚腰痛

风虚腰痛者，肾虚而风冷乘之也，其尺脉虚浮而痛多抽掣，或拘急且酸，而上连脊背，不时速治，喜流入脚膝，为偏枯冷痹缓弱之疾。

湿冷腰痛

湿冷腰痛者，坐卧湿冷，久久得之。《金匮》所谓肾着是也。其症痛而冷重，遇阴或久坐则甚，肾着汤主之。

湿热腰痛

脾有湿热，传之于肾，得之醇酒厚味，内伤中气，湿热蕴积，流注肾经，令人沉重疼痛，遇天阴或久坐而发，其脉缓者是也。

肾虚腰痛

肾虚腰痛者，精气不足，足少阴气衰也。足少阴者，肾之精也。其脉贯脊属肾，抵腰中，精气不足，则经脉虚而痛。其症形羸气少，行立不支，而卧息少可，无甚大痛，而悠悠戚戚，屡发不已。经云：腰者肾之府，转摇不能，肾将惫矣。此之谓也。丹溪云：肾虚者，其脉大。

食积腰痛

食积腰痛者，食滞于脾而气传于肾也。夫肾受脾之精而藏焉者也。若食不消，则所输于肾者，非精微之气，为陈腐之气矣。而肾受之，乱气伤精，能无痛乎。亦有醉饱入房太甚，酒食之积，乘虚流入少阴，腰痛难以俯仰者，疏瀹其源，澄清其流，此大法也。

瘀血腰痛

瘀血腰痛者，闪挫及强立举重得之。盖腰者一身之要，屈伸俯仰，无不由之。若一有损伤，则血脉凝涩，经络壅滞，令人卒痛，不能转侧，其脉涩，日轻夜重者是也。

8.《素问悬解·卷四·经络·脉解（二十四）》

少阴所谓腰痛者，少阴者肾也，十月万物阳气皆伤，故腰痛也。

"经脉"：肾足少阴之脉，是动则病脊股内后廉痛，是所谓腰痛也。以少阴者肾也，十月万物之阳气皆伤，木枯不能上发，下陷水中，肾水之位在腰，故腰痛也。

"经脉"：腰痛不可以俯仰，是所谓腰脊痛，不可以俯仰也。

9.《黄帝内经太素·卷第三十 杂病·腰痛》

项、脊、尻皆足太阳脉行处，故腰痛相引。郄中，足太阳，刺金门。足太阳在冬春时气衰，出血恐虚，故禁之也。

10.《诸病源候论·卷之五·腰背诸病候·腰痛不得俯仰候》

肾主腰脚，而三阴三阳、十二经、八脉，有贯肾络于腰脊者。劳损于肾，动伤经络，又为风冷所侵，血气击搏，故腰痛也。阳病者，不能俯；阴病者，不能仰，阴阳俱受邪气者，故令腰痛而不能俯仰。

又云：伸两脚，两手指著足五指上。愈腰折不能低著，唾血、久疼愈。

又云：长伸两脚，以两手捉足五指七通。愈折腰不能低仰也。

11.《黄帝内经·素问·六元正纪大论》

终之气，寒大举，湿大化，霜乃积，阴乃凝，水坚冰，阳光不治。感于寒，则病人关节禁固，腰脽痛，寒湿推于气交而为疾也。

【诊疗方案】

1.《杂病源流犀烛·卷十一 奇经八脉门·带脉病源流》

中分不运，必病腹满；阴阳两虚，中分弱而不能镇定，必病腰溶溶如坐水中；心脾上郁，肝肾下虚，邪热留连而为滞淫，必病赤白带；阳不能胜，不能固守于天枢，阴气得以袭之，必病左右绕脐腰脊痛冲心腹；邪客于太阴之络，必病腰痛引小腹控眇（季胁下空软处），不可以养息。

巢元方曰：肾着病，腰痛冷如水，身重腰如带五千钱，小便利，因劳汗出，衣里冷湿而得，久则变为水也，《千金方》用肾着汤，《三因方》用渗湿汤，东垣用独活汤主之。

2.《伤科补要·第二十八则 腹痛腰痛》

若腰痛脊痛，因瘀血留太阳经所致，服地龙散治之。

3.《正骨心法要旨·卷四·内治杂证法·腰痛》

伤损腰痛、脊痛之证，或因坠堕，或因打仆，瘀血留于太阳经中所致，宜地龙散治之。

4.《济阳纲目·卷七十五·腰痛》

东垣曰：六元正纪论云：太阳所至为腰痛，又云：巨阳，即太阳也，虚则头项腰背痛，足太阳膀胱之脉所过，还出别下项，循肩髆内，挟脊，抵腰中，故为病。项如拔，挟脊痛，腰似折，髀不可以曲，是经气虚，则邪客之，痛病生矣。夫邪者，是风热湿燥寒皆能为病。大抵寒湿多而风热少，然有房室劳伤，肾虚腰痛者，是阳气虚弱，不能运动故也。经云：腰者肾之府，转摇不能，肾将惫矣，宜肾气丸、茴香丸之类，以补阳之不足也。膏粱之人，久服汤药，醉以入房，损其真气，则肾气热，肾气热，则腰脊痛而不能举，久则髓减骨枯，发为骨痿，宜六味地黄丸、滋肾丸，封髓丸之类，以补阴之不足也。《灵枢经》云：腰痛上寒，取足太阴、阳明。上热，取足厥阴。不可俯仰，取足少阳。盖足之三阳，从头走足，足之三阴，从足走腹，经所过处，皆能为痛。治之者，当审其何经所过分野，循其空穴而刺之，审何寒热而药之。假令足太阳令人腰痛，引项脊尻，背如重状，刺其郄中、太阳二经出血，馀皆仿此。彼执一方，治诸腰痛者，固不通矣。

丹溪曰：腰痛有肾虚，有瘀血，有湿热，有闪挫，有痰积。若脉大者，肾虚，用杜仲、龟板、黄柏、知母、枸杞、五味之类为末，猪脊髓和丸服。脉涩者，瘀血，用补阴丸加桃仁、红花。脉缓者，湿热，用黄柏、杜仲、苍术、川芎之类。痰积作痛者，二陈加南星、半夏。腰曲不能伸者，针委中穴。凡诸痛皆属火，不可用补气药，亦不可峻用寒凉药，必用温散之药。人有痛，面上忽见红点者，多死。

又云：肾着为病，其体重，腰冷如冰，饮食如故，腰重如物在腰，治宜流湿，兼用温暖以散之。久腰痛，必用官桂以开之方止，其腹胁痛亦可。

丹溪活套云：凡因房劳辛苦而腰痛者，四物汤加知母、黄柏、五味子、杜仲之类，吞补肾丸或大补阴丸。因风寒湿流注经络而作痛者二陈汤加麻黄、苍术、川芎、防风、羌活、独活之类。因闪挫跌扑，致死血流于本经而作痛者，四物汤加桃仁、红花、苏木之类。脉实、人壮盛者，大承气汤加桂下之安。有因醉饱入房太甚，而酒食之积乘虚流入于本经，致腰痛难以俯仰，四物汤合二陈汤加麦蘖、神曲、杜仲、黄柏、官桂、砂仁、葛花、桔梗之类。

戴云：湿热腰痛者，遇天阴或久坐而发者是也。肾虚者，疼之不已者是也。瘀血者，日轻夜重者是也。

李氏曰：腰新痛，宜疏外邪清湿热，久则补肾，兼理气血。腰者，肾之候，一身所恃以转移阖辟。然诸经贯于肾，而络于腰脊，虽外感内伤，种种不同，必肾虚而后邪能凑之，故不可纯用凉药，亦不可纯用参芪补气，痛甚，面上忽见红点，人中黑者死。伤寒腰痛，必依六经证用药，寻常感冒，暴痛不能转侧，如寒伤肾者遇天寒发，连背拘挛，脉沉弦紧，五积散加吴茱萸、杜仲、桃仁，痛甚，加牵牛少许……风伤肾腰痛，左右无常，牵连脚膝，强急不可俯仰以顾，风热，败毒散加杜仲……忧思伤脾，则胃气不行，腰痛连腹胁胀满，肉痹不仁，沉香降气汤、木香匀气散……怒伤肝，则诸筋纵弛，腰痛连胁，聚香饮子、调肝散……食积，因醉饱入房，湿热乘虚入肾，以致腰痛，难以俯仰，四物二陈汤加麦芽、神曲、葛花、砂仁、杜仲、黄柏、官桂、枳梗。痛甚者，速效散。积聚者，加味龙虎散。湿热者，七味苍柏散，清燥汤。闪挫跌扑坠堕，以致血瘀腰痛，日轻夜重，宜行血顺气。

5.《医学心悟·卷三·腰痛》

腰痛，有风、有寒、有湿、有热、有瘀血、有气滞、有痰饮，皆标也，肾虚其本也。腰痛拘急，牵引腿足，脉浮弦者，风也；腰冷如冰，喜得热手熨，脉沉迟，或紧者，寒也，并用独活汤主之。腰痛如坐水中，身体沉重，腰间如带重物，脉濡细者，湿也，苍白二陈汤加独活主之……腰痛似脱，重按稍止，脉细弱无力者，虚也，六君子汤加杜仲、续断主之。若兼阴冷，更佐以八味丸。大抵腰痛，悉属肾虚，既挟邪气，必须祛邪，如无外邪，则惟补肾而已。

6.《世医得效方·卷第三 大方脉杂医科·腰痛》

导引法

理腰背痛。正东坐，收手抱心，一人于前据蹑其两膝，一人后捧其头，徐牵令偃卧，头到地，三起三卧便瘥。

针灸法

腰背痛。针决膝腰勾画中青赤络脉，出血便瘥。腰痛不得俯仰者，令患人正立。以竹拄地，度之脐断竹。乃度背，灸竹上头处，随年壮。灸讫藏竹，忽令人知。灸肾俞穴亦可。

【常用本草】

1.《四圣悬枢·卷三 痘病解第三·厥阴经证》

苓桂参甘芍药附子汤

人参（一钱） 甘草（一钱） 茯苓 （三钱） 桂枝（二钱） 附子（二钱） 芍药（二钱）

流水煎半杯，温服。

治腰痛腹痛者。

2.《医灯续焰·卷九·腰痛脉证第六十五·附方》

保命煨肾丸 治肾肝损及脾损谷不化。宜益精、缓中、消谷。

牛膝 草薢 杜仲（炒，去丝） 白蒺藜 防风 菟丝子（酒浸） 肉苁蓉（酒浸） 胡芦巴 破故纸（酒炒，各等分） 官桂（减半）

上为细末，将猪腰子制如食法，捣烂，炼蜜和杵，丸如桐子大。每服五七十丸，空心用温酒送下。治腰痛不起，甚效。

3.《肘后备急方·卷四·治卒患腰胁痛诸方第三十二》

葛氏，治卒腰痛诸方，不得俯仰方。

正立倚小竹，度其人足下至脐，断竹，及以度后，当脊中，灸竹上头处，随年壮，毕，藏竹，勿令人得矣。

又方，鹿角长六寸，烧，捣，末，酒服之，鹿茸尤佳。

又方，取鳖甲一枚，炙，捣，筛，服方寸匕，食后，日三服。

又方，桂八分，牡丹四分，附子二分，捣，末，酒服一刀圭，日再服。

治肾气虚衰，腰脊疼痛，或当风卧湿，为冷所中，不速治，流入腿膝，为偏枯冷痹，缓弱，宜速治之方。

独活四分，附子一枚（大者，炮），杜仲、茯苓、桂心各八分，牛膝、秦艽、防风、芎𬬟、芍药六分，细辛五分，干地黄十分（切）。水九升，煮取三升，空腹分三服，如行八九里进一服，忌如前顿服三剂。

治诸腰痛，或肾虚冷，腰疼痛阴萎方。

干漆（熬烟绝）、巴戟天（去心）、杜仲、牛膝各十二分，桂心、狗脊、独活各八分，五加皮、山茱萸、干薯蓣各十分，防风六分，附子四分。炼蜜丸如梧子大。空腹酒下二十九，日再。加减以知为度也，大效。

胁痛如打方。

大豆半升，熬令焦，好酒一升，煮之令沸，热饮取醉。

又方，芫花、菊花等分，踯躅花半斤。布囊贮，蒸令热，以熨痛处，冷复易之。

又方，去穷骨上一寸，灸七壮，其左右一寸，又灸七壮。

又积年久痛，有时发动方。

干地黄十分，甘草五分，干漆五分，水五分，桂一尺。捣筛，酒服一匕，日三服。

又方，六七月取地肤子，阴干，末，服方寸匕，日五六服。

治反腰有血痛方。

捣杜仲三升许，以苦酒和，涂痛上，干复涂，并灸足踵白肉际，三壮。

治臂腰痛。

生葛根，嚼之，咽其汁，多多益佳。

又方，生地黄，捣，绞取汁三升，煎取二升，纳蜜一升，和一升，日三服，不瘥，则更服之。

又方，灸腰眼中，七壮。

臂腰者，犹如反腰，忽转而倪之。

治腰中常冷，如带钱方。

甘草、干姜各二两，茯苓、术各四两。水五升，煮取三升，分为三服。《小品》云：温。

治胁卒痛如打方。

以绳横度两乳中间，屈绳从乳横度，以趋痛胁下，灸绳下屈处三十壮，便愈，此本在杂治中。

《隐居效方》腰背痛方。

杜仲一斤，切，酒二斗，渍十日，服三合。

附方

《千金方》治腰脚疼痛。

胡麻一升（新者），熬令香，杵筛，日服一小升，计服一斗，即永瘥。酒饮蜜汤羹汁，皆可服之，佳。

《续千金方》治腰膝疼痛伤败。

鹿茸（不限多少），涂酥，炙紫色，为末，温酒调下一钱匕。

《经验方》治腰脚痛。

威灵仙一斤，洗，干，好酒浸七日，为末，面糊丸，桐子大，以浸药酒，下二十九。

《经验后方》治腰疼神妙。

用破故纸，为末，温酒下三钱匕。

又方，治肾虚腰脚无力。

生栗，袋贮，悬干，每日平明吃十余颗，次吃猪肾粥。

又方，治丈夫腰膝积冷痛，或顽麻无力。

菟丝子(洗，秤)一两，牛膝一两，同浸于银器内，用酒过一寸，五日曝干，为末，将元浸酒，再入少醇酒作糊，搜和丸如梧桐子大，空心酒下二十九。

《外台秘要》疗腰痛。

取黄狗皮，炙，裹腰痛处，取暖彻为度，频即瘥也。徐伯玉方同。

《斗门方》治腰痛。

用大黄半两，更入生姜半两，同切如小豆大，于铛内炒令黄色，投水两碗，至五更初，顿服，天明取下腰间恶血物，用盆器贮，如鸡肝样，即痛止。

又方，治腰重痛。

用槟榔，为末，酒下一钱。

《梅师方》治卒腰痛，暂转不得。

鹿角一枚，长五寸，酒二升，烧鹿角令赤，纳酒中，浸一宿，饮之。

崔元亮《海上方》治腰脚冷风气。

以大黄二大两，切如棋子，和少酥炒，令酥尽入药中，切不得令黄，焦则无力，捣筛，为末，每日空腹以水大三合，入生姜两片如钱，煎十余沸，去姜，取大黄末两钱，别置碗子中，以姜汤调之，空腹顿服，如有余姜汤，徐徐呷之令尽，当下冷脓多恶物等，病即瘥，止。古人用毒药攻病，必随人之虚实而处置，非一切而用也。姚僧垣初仕，梁武帝因发热，欲服大黄，僧垣曰：大黄乃是快药，至尊年高，不可轻用。帝弗从，几至委顿。元帝常有心腹疾，诸医咸谓宜用平药，可渐宣通。僧垣曰，脉洪而实，此有宿食，非用大黄无瘥理。帝从而遂愈。以此言之，今医用一毒药而攻众病，其偶中病，便谓此方之神奇，其瘥误，乃不言用药之失。如此者众矣，可不戒哉！

《修真方》神仙方。

菟丝子一斗，酒一斗，浸良久，漉出曝干，又浸，以酒尽为度。每服二钱，温酒下，日二服，后吃三五匙水饭压之。至三七日加至三钱匕，服之令人光泽，三年老变为少，此药治腰膝去风，久服延年。

4.《仙授理伤续断秘方·又治伤损方论》

定痛丸

治腰痛不可忍。不问男子妇人室女老幼，并皆治之。

威灵仙（半两，去土）　金铃子（一两，炒，去核）　川乌（一两，炮）八角茴香（一两）

上为末，酒煮面糊为丸。如梧子大，每服五十九。盐汤酒随上下服之。

5.《小品方·卷第三·治虚劳诸方》

肾虚腰痛，治之方。

牡丹（二分，去心）　草薢（三分）　白术（三分）　桂心（三分）

上四味，捣筛，以酒服方寸匕，日三。亦可作汤服之。忌生葱、胡荽、桃李、雀肉等。

治腰痛少气，阴弱寒冷，小便清冷沥滴，阴下湿痒，少腹急，无子息方。

甘草（十四分，炙）　续断（三分）　麦门冬（三分）　薯蓣（三分）附子（三分，炮）　干姜（二分）　棘刺（四分）

上七味，捣筛，酒服方寸匕，日三。忌猪肉、冷水、海藻、菘菜。

治腰痛，皆积年痛者方。

干地黄（十分）　白术（五分）　干漆（五分）　桂心（八分）　甘草（五分，炙）

上五味，捣末，以酒服方寸匕，日三。忌桃李、雀肉、生葱、海藻、菘菜、芜荑等。

治卒腰痛不得俯仰方。

鹿角（长六寸，烧）

上一味，捣筛为末，以酒服方寸匕。

6.《太平圣惠方·卷第四十四·治腰痛强直不能俯仰诸方》

夫肾主腰脚，而三阴三阳，十二经，奇经八脉，皆贯于肾，络于腰脊。或劳损于肾，则动伤经络，又为风冷所侵，血气转相击搏，故腰痛也。阳病者不能俯，阴病者不能仰，阴阳俱受邪气，故令腰痛而不能俯仰也。

治腰痛强直，不能俯仰，皆由肾气虚弱，卧冷湿地，或当风所得，宜服独活散方。

独活（一两半）　续断（一两）　杜仲（一两，去粗皮，炙微黄，锉）桂心（一两）　防风（一两，去芦头）　芎䓖（一两半）　牛膝（一两，去苗）细辛（一两）　秦艽（一两，去苗）　赤茯苓（一两）　海桐皮（一两，锉）当归（一两，锉，微炒）　赤芍药（一两）　熟干地黄（二两）

上件药，捣粗罗为散。每服四钱，以水一中盏，入生姜半分，煎至六分，去滓。每于食前温服。

治腰痛强直，不能俯仰，及筋脉拘急，宜服附子散方。

附子（一两，炮裂，去皮脐）　牛膝（三分，去苗）　杜仲（一两，去粗皮，炙微黄，锉）　羌活（一两）　桂心（半两）　当归（一两半，锉，微炒）　防风（二两，去芦头）　延胡索（一两）

上件药，捣粗罗为散。每服四钱，以水一中盏，入生姜半分，煎至六分，去滓。每于食前温服。

治腰痛强直，不能俯仰，宜服疏风利筋脉，五加皮散方。

五加皮（一两）　赤芍药（一两）　川大黄（二两，锉碎，微炒）

上件药，捣筛为散。每服四钱，以水一中盏，入生姜半分，煎至六分，去滓。食前温服。微利即效。

治腰痛强直，连胁妨闷，不能俯仰，宜服郁李仁散方。

郁李仁（一两，汤浸，去皮微炒）　槟榔（一两）　诃黎勒（半两，煨，用皮）　木香（半两）　川朴硝（一两半）

上件药，捣粗罗为散。每服四钱，以水一中盏，入生姜半分，煎至六分，去滓。食前温服，以利为效。

治腰痛急，强如板硬，俯仰不得，萆薢散方。

萆薢（一两，锉）　狗脊（一两）　桂心（一分）　槟榔（半两）　吴茱萸（一分，汤浸七遍，焙干微炒）　桑根白皮（三分锉）　川大黄（一两，锉碎，微炒）

上件药，捣筛为散。每服四钱，以水一中盏，煎至六分，去滓。每于食前温服。

治肾间冷气留滞，腰间攻刺疼痛，不能俯仰，牛膝丸方。

牛膝（三分，去苗）　附子（一两，炮裂，去皮脐）　桂心（三分）木香（半两）　吴茱萸（半两，汤浸七遍，焙干微炒）　干姜（半两，炮裂，锉）　牵牛子（二两，微炒）

上件药，捣罗为末，炼蜜和捣三二百杵，丸如梧桐子大。每于食前，以温酒下三十丸，生姜橘皮汤下亦得。

治风虚气滞腰痛，强直不能俯仰，宜服杜仲丸方。

杜仲（一两，去粗皮，炙微黄，锉）　萆薢（一两，锉）　细辛（一两）丹参（一两）　鹿角胶（一两，捣碎，炒令黄）　当归（一两，锉，微炒）羌活（一两）　桂心（一两）　槟榔（一两）　郁李仁（二两，汤浸，去皮微炒）　酸枣仁（一两半，微炒）　大麻仁（二两）

上件药，捣罗为末，炼蜜和捣三五百杵，丸如梧桐子大。每日空心，以温酒下三十丸，晚食前再服。

治风虚冷气攻腰痛，强直不能俯仰，宜服石斛丸方。

石斛（三两，去根，锉）　天雄（一两，炮裂，去皮脐）　侧子（三两，去苗）　牛膝（三两，去苗）　赤茯苓（一两半）　狗脊（一两）　桂心（一

两）　干姜（半两，炮裂，锉）

上件药，捣罗为末，炼蜜和捣三二百杵，丸如梧桐子大。每于食前，以温酒下三十九。

治腰痛，牵引流入腿膝，元气衰虚，风冷所侵，腰脊拘急，俯仰不得，宜服天雄酒方。

天雄（一两，炮裂，去皮脐）　杜仲（一两，去粗皮，炙微黄）　牛膝（三分，去苗）　仙灵脾（三分）　乌蛇（三两，酒浸去骨，炙微黄）　石斛（三分，去根）　侧子（三分，炮裂，去皮脐）　防风（三分，去芦头）　桂心（一两）　芎䓖（三分）　川椒（三分，去目及闭口者，微炒去汗）　白术（三分）五加皮（三分）　酸枣仁（一两，微炒）

上件药，细锉，以生绢袋盛，用酒二斗浸，密封，经七日后开。每于食前，温一小盏服之。

治肾脏风湿腰痛，不得俯仰，皮肤不仁，骨髓疼痛，茵芋浸酒方。

茵芋（一两半）　草薢（一两半）　狗脊（一两半）　桂心（一两半）附子（一两半，炮裂，去皮脐）　牛膝（三两，去苗）　石斛（三两去根）川椒（半两去目及闭口者微炒去汗）　生姜（三两）

上件药，细锉，生绢袋盛，以酒一斗五升浸，密封七日开。每于食前，温一中（小）盏服之。

7.《圣济总录·卷第八十五 腰痛门·腰痛》

论曰：腰者一身之要，屈伸俯仰，无不由之。或风寒所客，或肾气损伤，使筋脉拘急，动摇转侧不得，故腰痛也。

治五种腰痛，人参汤方。

人参（三分）　杜仲（去粗皮，锉，炒）　桂（去粗皮，各一两）　芍药（三两）　熟干地黄（焙）　白术　木通（锉）　玄参　当归（切，焙，各三分）芎䓖　桑寄生（各一两）　防风（去叉）　牡丹皮　独活（去芦头，各半两）

上一十四味，粗捣筛，每服三钱匕，水一盏，煎七分，去滓温服，空心日午夜卧服。

治五种腰痛，不能转侧，寄生汤方。

桑寄生　附子（炮裂，去皮脐）　独活（去芦头）　狗脊（去毛）　桂（去粗皮，各一两）　杜仲（去粗皮，锉，炒，一两一分）　芎劳（一分）　甘草（炙，锉）　人参（各半两）　芍药　白术　石槲（去根）　牛膝（酒浸，切，焙，各三分）

上一十三味，锉如麻豆，每服三钱匕，水一盏，煎至七分，去滓空心日午夜卧温服。

治腰痛牵引背脊，不可俯仰，独活汤方。

独活（去芦头一两）　麻黄（去根节）　甘草（炙各半两）　桂（去粗皮）葛根　芍药　栝蒌根　防风（去叉各三分）　杜仲（去粗皮炒）　附子（炮裂去皮脐各一两）　杏仁（去皮尖别研半两）　熟干地黄（切焙二两）

上一十二味，锉如麻豆，每服三钱匕，水一盏，煎至六分，去滓，空心日午夜卧温服。

治五种腰痛，肾脏虚冷，脚弱不能行步，肾沥汤方。

桑根白皮（锉，二两）　黄芪（锉）　五味子（去梗）　肉苁蓉（酒浸，切，焙）　防风（去叉）　秦艽（去苗土）　泽泻　巴戟天（去心）　桂（去粗皮）山芋　丹参　茯神（去木）　牛膝（酒浸，切，焙，各三分）　石槲（去根）磁石（煅，醋淬二七遍，各一两）　杜仲（去粗皮，锉，炒）　人参（各三分）

上一十七味，粗捣筛，每服先用水二盏，煮羊肾一只，至一盏，去肾入药末三钱匕，生姜三片，煎至七分，去滓，空心日午夜卧温服。

治五种腰痛，泽泻汤方。

泽泻（半两）　桂（去粗皮，三分）　白术　白茯苓（去黑皮）　甘草（炙，锉，各一两）　牛膝（酒浸，切，焙）　干姜（炮，各半两）　杜仲（去粗皮，锉，炒，三分）

上八味，粗捣筛，每服三钱匕，水一盏，煎至七分，去滓，空心日午夜卧温服。

治腰痛沉重，腹肚胀，不能转动，木香丸方。

木香（半两）　槟榔（锉）　桂（去粗皮）　附子（炮裂，去皮脐）草薢　芍药　郁李仁（去皮，别研如膏，各二分）

上七味，捣研为末，用炼蜜丸如梧桐子大。每服二十九，温酒下，空心日午夜卧服，微利为效。

治腰痛，寄生散方。

桑寄生（切，焙）　牡丹皮　鹿茸（酒浸，炙，去毛）　桂（去粗皮，各半两）

上四味，捣罗为细散，每服二钱匕，温酒调下，空心日午夜卧服。

治腰痛，桂心丸方。

桂（去粗皮）　干姜（炮，各半两）　丹参　杜仲（去粗皮，锉，炒）牛膝（酒浸，切，焙）　续断（各三分）

上六味，捣罗为末，炼蜜丸如梧桐子大。每服二十九，温酒下，空心日午夜卧服。

治腰痛动转艰难，似有气注，萆薢汤方。

萆薢（一两半）　当归（切，焙，一两）　桔梗（炒，一两半）　牡丹皮（一两）　杏仁（汤浸，去皮尖双仁，炒，十枚）　附子（炮裂，去皮脐，二两）　黄连（去须，一两）　桑根白皮（锉，炒，一两半）　代赭（一两半）贯众（一两）　大腹（一两半）　桂（去粗皮）　白茯苓（去黑皮）　覆盆子（去梗）　黄芩（去黑心，各一两）　吴茱萸（洗，焙炒，半两）　草豆蔻（去皮，一枚）　桃仁（汤去皮尖双仁，十枚）　熟干地黄（焙，一两）蛇床子（炒，一两半）　干姜（炮，半两）　木瓜（去皮子，焙干，一两）

上二十二味，锉如麻豆，每服五钱匕，水一盏半，煎至一盏，去滓空心温服。

治冷气连腰胯痛，食冷物即加剧，应痛丸方。

白术　牛膝（酒浸，切，焙）　当归（切，焙）　黄芪（锉）　芍药陈橘皮（汤浸去白，焙）　桂（去粗皮）　诃黎勒（煨，去核）　厚朴（去粗皮，生姜汁炙）　白茯苓（去黑皮，各等分）

上一十味，捣罗为末，炼蜜和丸，如梧桐子大。每服二十九，温酒下，加至三十九，空心食前日三服。

治久患腰痛，皆由肾冷所致，暖肾散方。

附子（炮裂，去皮脐，一两）　泽泻（一两半）　桂（去粗皮，一两半）蜀椒（去目并闭口者，炒出汗）　杏仁（汤去皮尖双仁，炒黄）　当归（锉，焙，各一两）

上六味，捣罗为细散，每服五钱匕，空心冷酒调下，日再服。

治久积冷气，腰痛行步无力，牛膝丸方。

牛膝（酒浸，切，焙）　附子（炮裂，去皮脐，各二两）　桂（去粗皮）
吴茱萸（汤洗，焙干，炒）　干姜（炮，各一两半）　牵牛子（三两）

上六味，捣罗为末，炼蜜和丸，如梧桐子大。每服三十丸，食前温酒或
橘皮姜汤下。

治停水腰痛，牛膝散方。

牛膝（酒浸，切，焙）　防己（各一两半）　槟榔（锉，七枚）　牵牛
子（生，捣取末，二两）

上四味，捣罗为散，每服三钱匕，温酒调下，利及三两行，即以醋饭止之。

治腰疼熨方。

食盐　干姜（生为末）　杏仁（汤浸去皮尖双仁，研）　酱瓣（研）

上四味等分，再同研匀，以绵裹内腰间，当觉冷气动下，日五六次用，
瘥即已。

治多年腰痛，干漆散方。

干漆（炒令烟出）　木香　桂（去粗皮）　甘草（炙，锉，各一两一分）
熟干地黄（焙，二两半）

上五味，捣罗为散，每服三钱匕，温酒调下，日三服。

治肾虚腰痛，牡丹散方。

牡丹皮　草薢　白术　桂（去粗皮等分）

上四味，捣罗为散，每服三钱匕，温酒调下。

治腰痛，杜仲酒方。

杜仲（去粗皮）　丹参（各八两）　芎䓖（五两）

上三味细锉，用酒一斗五升，浸五日，日满随性多少温饮。

8.《圣济总录·卷第八十五　腰痛门·腰痛强直不得俯仰》

论曰：腰为肾之府，足少阴肾之经也，其脉贯脊，属肾，抵腰。劳伤之人，
肾气既衰，阳气不足，寒湿内攻，经络拘急，所以腰髋强直而痛，不能俯仰也。

治腰痛强直，不可俯仰，郁李仁煮散方。

郁李仁（去皮尖，研）　槟榔（生，锉）　朴硝（研，各一两）　芍药
当归（切，焙，各三分）　诃黎勒（炮，去核）　木香（各半两）

上七味，先以五味捣罗为细散，再入研药和匀，每服三钱匕，水一盏，煎七分，去滓，温服，空心日午临卧各一。

治腰痛强直，不得俯仰，续断汤方。

续断（焙）　桂（去粗皮）　防风（去叉）　大黄（锉，炒）　牡丹皮　芎藭　牛膝（去苗，酒浸，焙）细辛（去苗叶）　秦艽（去苗土）　赤茯苓（去黑皮）　海桐皮（去粗皮，锉）　当归（切，焙）　赤芍药（各一两）　杜仲（去粗皮，锉，炒）　熟干地黄（焙，各二两）

上一十五味，粗捣筛，每服三钱匕，水一盏，煎七分，去滓，温服，不拘时。

治腰痛强直，筋脉急，不可俯仰，五加皮汤方。

五加皮（锉）　芍药　草薢　芦根（锉，焙）　杜仲（去粗皮，锉，炒，各半两）

上五味，粗捣筛，每服三钱匕，水一盏，煎七分，去滓，温服，不拘时。

治腰痛强直，不可俯仰，秦艽汤方。

秦艽（去苗土）　桔梗（炒）　干姜（炮）　人参　白茯苓（去黑皮）　桂（去粗皮）　甘草（炙，各半两）　白术（一两半）　牡蛎（熬）　防风（去叉）　附子（炮裂，去皮脐）　黄芩（去黑心）　蜀椒（去目及闭口者，炒出汗）　杜仲（去粗皮，锉，炒）　细辛（去苗叶，各三分）

上一十五味，锉如麻豆，每服三钱匕，水七分，酒三分，同煎七分，去滓，温服，不拘时。

治腰痛筋脉拘急，强直不伸，地黄丸方。

熟干地黄（焙）　枳壳（去瓤，麸炒）　黄芪（锉）　桑寄生（各一两）蔓荆实（半两）

上五味，捣罗为细末，炼蜜丸如梧桐子大。每服三十九，温酒下，空心日午临卧，各一服。

治腰痛强直，不得俯仰，楮实丸方。

楮实（炒）　桂（去粗皮）　枳壳（去瓤，麸炒）　干姜（炮，各三分）槟榔（生，锉，一两一分）　牛膝（去苗，酒浸，切，焙，一两半）

上六味，捣罗为细末，炼蜜丸如梧桐子大。每服三十九，温酒下不拘时。

治腰痛强直，不得屈伸，巴戟天酒方。

巴戟天（去心）　牛膝（去苗）　石斛（去根，各一两）　羌活（去芦头）　当归（锉，焙）　生姜（各一两半）　蜀椒（去目并闭口者，炒出汗，一分）

上七味，各锉如麻豆大，用酒八升浸，内瓶中密封，重汤煮三时辰，取出放冷，旋温服一盏，不拘时，常觉有酒力为妙。

治腰痛强直，不能舒展，狗脊酒方。

狗脊（去毛）　丹参　黄芪　萆薢　牛膝（去苗）　芎䓖　独活（去芦头，各一两）　附子（炮裂，去皮脐，一枚）

上八味，各锉如麻豆大，用酒一斗浸，内瓶中密封，重汤煮三时辰，取出放冷，旋温服一盏，不拘时。

治风冷伤腰，筋骨疼痛，不可屈伸，牛膝酒方。

牛膝（去苗）　虎胫骨（酥炙黄）　羚羊角（镑屑）　枳壳（去瓤，麸炒，各一两）

上四味，锉如麻豆大，用酒五升，内瓶中密封，重汤煮三时辰，取出放冷，旋温服一盏，不拘时，常令酒力相续。

治腰痛强直，不可俯仰，石斛酒方。

石斛（去根，锉，二十四两）　黄芪（一两半）　丹参（去苗）　牛膝（去苗，锉，各二两）　人参（一两半）　杜仲（去粗皮，锉，炒）　五味子　白茯苓（去黑皮，各二两）　枸杞子（一两半）　山茱萸　山芋　萆薢（各二两）　防风（去叉，一两）　天门冬（去心，三两）　细辛（去苗叶，一两）　生姜（切，三两）　薏苡仁（一两）

上一十七味，锉如麻豆，生绢囊盛，以酒五斗，于净瓷器中浸七宿，初温服三合，日三夜一，渐加至六七合，及至一升，勿令大醉，常令有酒力佳。

治腰痛强直，难以俯仰，羌活酒方。

羌活（去芦头，六两）　独活（去芦头，二两）　五加皮（三两）　生地黄汁（一升，煎十沸，滤过）黑豆（一升，紧小者，炒熟）

上五味，除黑豆地黄汁外，余三味，锉如麻豆大，内清酒二斗中，及热下豆，并地黄汁于铛中，煮鱼眼沸，取出去滓候冷，每服任性饮之，常令有酒力妙。

9.《圣济总录·卷第一百八十八 食治门·食治脚气》

治腰痛，脚膝无力，羊髓粥方。

羊髓（三合）　羊脊骨（一具，椎碎）　米（五合）

上三味，以水五升，煮骨取二升，去骨著米，入五味煮粥，熟入羊髓搅，空腹食之。

10.《鸡峰普济方·卷第四·补虚》

杜仲丸

补下元，乌髭须，壮脚膝，进饮食，悦颜色，治腰痛。

杜仲　补骨脂　胡桃仁（各一两）

上为细末，炼蜜为丸如梧桐子大。每服三十丸，空心温酒下。

11.《仁斋直指方论·卷之五·诸气·诸气证治》

青娥丸　治气滞不散，兼治腰痛。

破故纸（酒浸，炒，八两）　胡桃（二十个，去皮壳）　蒜（四两，熬膏）杜仲（十六两，去皮，姜汁浸炒）

上为细末，蒜膏为丸。每服三十丸，空心，温酒下。妇人淡醋汤下。常服壮筋骨，活血脉，乌髭须，益颜色。

12.《仁斋直指方论·卷之十八·腰·腰痛证治》

橘香丸　治腰痛经久不瘥。

橘核　茴香　葫芦巴　蓬蕳子　破故纸（各炒）　附子（炮，等分）

上末，酒煮糯米糊丸桐子大。每服三四十丸，食前盐汤下。

神曲酒　治腰痛不能转侧。陈久神曲一大块，烧通红，淬老酒，去神曲，通口吞青娥丸两服顿愈。

腰重痛方

八角茴香炒末，食前温酒调下。

13.《严氏济生方·腰痛门·腰痛论治》

立安散

专治腰痛。

杜仲（去粗皮，锉，炒令丝断）　橘核（取仁，炒）

上等分为细末，每服二钱，入盐少许，温酒调，食前服。

14.《御药院方·卷八·治杂病门》

木瓜丸

补益壮筋骨，治腰痛。

牛膝（二两，温酒浸，切，焙）　木瓜（一枚，去顶、穰，入艾叶一两，蒸熟）　巴戟天（去心）　茴香（炒）　木香（各一两）　桂（半两，去皮）

上件为细末，入熟木瓜并艾，同杵千下，如硬更下蜜，丸如梧桐子大。每服二十丸，空心盐汤下。

15.《御药院方·卷八·治杂病门》

白蒺藜散

治腰痛。

白蒺藜

上为细末。每服三钱，温酒调下，空心食前。

16.《世医得效方·卷第三 大方脉杂医科·腰痛》

独活寄生汤

治风伤肾经，腰痛如掣，久不治，流入脚膝，为偏枯、冷痹、缓弱之患。及新产腰脚挛疼。除风活血。

独活（二两半）　真桑寄生（无则用川续断代）　杜仲（切，炒断丝）北细辛　白芍药　桂心　芎䓖　防风（去芦）　甘草　人参　熟地黄（洗）大当归（各二两）

上锉散。每服四钱，水二盏煎，空心服。或小续命汤加桃仁煎。气虚不和、不食，除地黄。

五积散

治寒伤肾经，腰痛不可俯仰。每服可加桃仁七粒，去皮尖煎。痛甚或加黑牵牛少许，熟炒研，特效（方见伤寒阴证类）。

肾着汤

治久处卑湿，湿伤肾经，腰重冷痛，如带五千钱，冷如水洗，以热物着痛处方少宽，小便自利，饮食如故，虚弱人加附子，或用白术、芍药、官桂、附子各等分为末。每服二钱，酒调服（方见伤湿类）。

姜附汤

治体虚伤冷腰痛，加官桂、制杜仲各五钱，食前服（方见中寒类）。

败毒散

治风热腰痛，加续断、天麻、薄荷、木瓜各等分（方见伤寒阳证类）。

舒筋散

治血滞腰痛，亦治闪挫。

延胡索　当归　官桂（各一分）

上为末。每服二钱，温酒调下，食前服。或加牛膝、桃仁、川续断亦效。

人参顺气散

治气滞腰痛，加五加皮煎服（方见风类）。　或用木香流气饮，立效（方见气类）。

小七香丸

治郁怒忧思，气滞腰疼。

甘松（炒，十两）　甘草（炒，十五两）　香附子（炒，去毛，十五两）丁香皮（十五两）　蓬莪术（煨，乘热，碎，二两半）　缩砂仁（二两半）益智仁（炒，七两半）

上为丸。每服五十丸，橘子一钱，盐少许煎汤，空心服。或用沉香降气汤打和匀气散。

神曲酒

治闪挫腰痛。

神曲一块，约如拳大。烧令通赤，好酒二大盏，淬酒更饮令尽，仰卧少顷即安。或用枳壳散（方见妇人类）。或以缩砂乌沉汤，木瓜、盐、酒调，热服，亦效（方见诸气类）。

安肾丸

治肾虚腰疼，橘皮、盐汤吞，加萆薢尤佳（方见虚损类）。

青娥丸

治肾虚劳力腰疼。益精助阳，乌髭，健脚力。神效。

破故纸（四两，炒香）　杜仲（去粗皮，切，姜汁拌炒，去丝，八两）

上为末，用胡桃纳五十个，大蒜二十个研膏，丸如梧子大。每服三十五丸，盐汤服。虚极人十补汤吞服（方见虚损类）。一方，加川续断、桃仁去皮尖、延胡索、黑牵牛炒，酌量入。

八味丸

加鹿茸、当归、木瓜、续断。治房劳伤肾，腰痛，盐汤下（方见虚损类）。

二至丸

治老人、虚弱人，肾气虚损，腰痛不可屈伸。

鹿角（镑，一两）　麋角（镑，二两）　附子（炮，去皮脐）　桂心（不见火）　补骨脂（炒，各一两）　杜仲（去皮，锉，炒丝断，一两）　鹿茸（酒蒸，焙，一两）　青盐（别研，半两）

上为末，酒糊丸如梧子大。每服七十丸，空心，用胡桃肉细嚼，以盐酒、盐汤任下。恶热药，去附子，加肉苁蓉一两，酒浸微炙干用。

牵牛丸

治冷气流注，腰疼，不能俯仰。

延胡索　破故纸（炒，各二两）　黑牵牛（炒，二两）

上为末，研煨蒜为丸如梧子大。每服三十丸。葱、酒、盐汤任下。

趁痛丸

治腰痛极效。亦治闪肭。

附子（炮，半两）　黑牵牛（一两）

上为末，酒糊丸如梧子大。每服五十丸，盐汤食前服。

熟大黄汤

治打扑腰痛，恶血蓄瘀，痛不可忍。

大黄　生姜（并切如豆大，各半两）

上同炒令焦黄，以水一大盏，浸一宿，五更去滓顿服。天明所下如鸡肝，即恶物也。

二效方

治坐立或熟睡湿地，湿入肾经，外肾肿，腰背曲，痛楚甚。用五苓散每服二钱，用坯子少许，下青木香丸三十粒。数服脏腑微动，肿消腰直，其痛立止。

又方，趁痛丸

治腰臂痛。

五灵脂　赤芍药（各半两）　川乌（一个）　没药（四钱）　麝香（一钱）

上为末，酒糊丸。空心温酒送下。

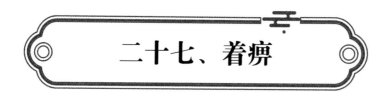

二十七、着痹

【诊疗方案】

1.《医学心悟·卷三·痹（鹤膝风）》

痹者，痛也。风、寒、湿三气杂至，合而为痹也。其风气胜者为行痹，游走不定也；寒气胜者为痛痹，筋骨挛痛也；湿气胜者为着痹，浮肿重坠也。然既曰胜，则受病有偏重矣。治行痹者，散风为主，而以除寒祛湿佐之，大抵参以补血之剂，所谓治风先治血，血行风自灭也；治痛痹者，散寒为主，而以疏风燥湿佐之，大抵参以补火之剂，所谓热则流通，寒则凝塞，通则不痛，痛则不通也；治着痹者，燥湿为主，而以祛风散寒佐之，大抵参以补脾之剂，盖土旺则能胜湿，而气足自无顽麻也。通用蠲痹汤加减主之，痛甚者，佐以松枝酒。复有患痹日久，腿足枯细，膝头氄大，名曰鹤膝风。此三阴本亏，寒邪袭于经络，遂成斯症，宜服虎骨胶丸，外贴普救万全膏，则渐次可愈。失此不治，则成痼疾，而为废人矣。

2.《黄帝内经太素·卷第二十三 九针之三·杂刺》

着痹不去，久寒不已，卒取其里骨。（此着皮刺，六也。卒针燔针。准上经"卒"当为"焠"，刺痹法也。里骨，谓与着痹同里之骨，名曰里骨，以其痹深，故取此骨也。

3.《黄帝内经灵枢注证发微·卷之三·四时气第十九》

此言刺寒痹之法也。《素问·痹论》云：以湿胜者为着痹。又曰：其多汗而濡者，此其逢湿甚也，盖着有沉着之意，必其重而难去者也。今久冷不已，当焠取三里而刺之，不使病人明知也。

4.《类经·二十二卷 针刺类·刺厥痹》

着痹不去，久寒不已，卒取三里（《灵枢·四时气篇》。痹论曰：湿气胜者为着痹。谓其重着难动，故云不去。若寒湿相搏，久而不已，当猝取足阳明之三里穴，温补胃气，则寒湿散而痹可愈也。）

5.《黄帝内经素问集注·卷六·长刺节论篇第五十五》

病在肌肤，肌肤尽痛，名曰肌痹，伤于寒湿。刺大分小分，多发针而深之，以热为故，无伤筋骨。伤筋骨，痛发若变。诸分尽热，病已止。（此论刺肌痹之法也。邪痹于肌，是以肌肉尽痛。此因伤于寒湿，盖寒胜为痛痹，湿胜为着痹也，宜刺大小分肉之间。分肉之间，有三百六十五穴会，故当多发针而深取之。盖溪骨属骨，故当深之。而又无伤于筋骨也。伤筋骨者，则痛发而若有所变矣。候其气至，而诸分肉尽热，则病已而可以止针矣。按《脉要精微篇》，帝曰：诸痛肿筋挛骨痛，此皆安生？岐伯曰：此寒气之肿，八风之变也。如刺伤筋骨，而筋骨肿痛，有若风寒之变，故曰痛发若变。）

6.《素问识·卷五·痹论篇第四十三》

着痹　马云：其湿气胜者，则湿以皮肉筋脉而受之，故当为着痹之证，当沉着不去，而举之不痛也。张云：着痹者，肢体重着不移，或为顽木不仁，湿从土化，病多发于肌肉。简按陈氏《三因方》云：肿满重着为湿胜，此似以着痹为湿脚气矣。○志云：《灵枢》有风痹，《伤寒论》有湿痹，是感一气而为痹也。本篇，论风寒湿三气错杂而至，相合而为痹也。《周痹篇》曰：风寒湿气，客于外分肉之间，迫切而为沫，沫得寒则聚，聚则排分肉，而分裂也。分裂则痛，痛则神归之。神归之则热，热则痛解。痛解则厥，厥则他痹发。发则如是，是寒痹先发，而他痹复发也。本篇论风气胜者为行痹，湿气胜者为着痹，是三气杂合，而以一气胜者，为主病也。经论不同，因证各别，临病之士，各宜体认。《张氏医通》云：着痹者，痹着不仁，或左或右，半身麻木，或面或头，或手臂，或脚腿麻木不仁，并宜神效黄芪汤。

【常用本草】

1.《春脚集·卷之三·皮肤部》

治痹症方　痹者，闭而不通也。初因元气内虚，外为风寒湿三气所袭，不能随时祛散，久则成痹。风气胜者为行痹，寒气胜者为痛痹，湿气者为着痹，此三痹也。又有五痹，筋屈不伸为筋痹，血凝不流为脉痹，肌多不仁为肉痹，重滞不举为骨痹，遇寒皮急为皮痹。此方统治诸痹，但直按症加减。

羌活　川芎　防风　苍术　秦艽　红花　肉桂　细辛　续断（各等分）

筋痹，加木瓜、柴胡。骨痹，加独活、泽泻。肉痹，加茯苓、陈皮、木香、砂仁。脉痹，加菖蒲、茯神、当归。皮痹，加紫菀、杏仁、麻黄。水煎服。

2.《医灯续焰·卷十·痹病脉证第六十八》

论中虽分行、痛、着三种，而三种之证未经列出。如痛痿走注、麻木不仁、拳挛重着等证，似与前方漠不相关。若概治之，恐迂缓无裨。故又选对证名方于后，以便采用焉。（行痹宜仙灵脾散、三因控涎丹。痛痹宜乌药顺气散、丹溪二妙散。着痹宜东垣神效黄芪汤、温经除湿汤、史国公浸酒之类。）

3.《三指禅·卷二·风痹脉论》

病有明医能治，草医能治，而大医不能治者，风痹也。痹者，闭也，谓兼寒湿闭塞经络而痛也。《内经》所以有风胜、寒胜、湿胜之分，而有行痹、痛痹、着痹之语。诊其脉浮紧而弦，要归于风，病发肝经，狭及肢体。中于骨则伸而不屈，中于筋则屈而不伸，中于血则凝涩而不流通。治之之法，羌活、防风疏其风；紫苏、青皮行其滞；加皮、黄柏坚其骨；苡米、木瓜舒其筋；苍术、防己燥其湿；松节、茄根散其寒；人参、白术补其气；生地、秦归活其血。有杂合之症，斯有杂合之方（经验方：羌活、防风、石膏、侧柏叶、黄松节、苡米、木瓜、秦归、炙草、生地黄）。

4.《神农本草经疏·卷二·续序例下·附录诸疟主治》

痹　拘挛而痛也。因风寒湿三者合而成。风气胜者为行痹，寒气胜者为痛痹，湿气胜者为着痹。

忌　下，收敛，酸寒，苦寒，咸寒。

诸药俱见前。

宜　辛散，行气，燥湿，甘温，淡渗。

漆叶　续断　黄芪　甘草　甘菊花　萆薢　防己　白术　防风　羌活独活　秦艽　牛膝　木瓜　天麻　茯苓　泽泻　菖蒲　车前子　桑寄生　狗脊　蔓荆实　杜仲　白鲜皮　石斛　细辛　松叶　松节　苍耳　原蚕沙　威

灵仙　海风藤

5.《本草述钩元·卷八　芳草部·芎䓖》

主……着痹痛痹行痹。

6.《本草述钩元·卷八　芳草部·白芷》

治……行痹痛痹着痹。

7.《本草述钩元·卷八　芳草部·芍药》

是以着痹用黄芪多以白芍佐之。

8.《本草述钩元·卷九　隰草部·续断》

又着痹，续断丸。川断、当归、草薢、附子、防风、天麻各一两，乳香、没药各半两，川芎七钱半，为末，炼蜜丸梧子大。每服四十九，空心，用温酒或米饮送下。

9.《本草述钩元·卷二十四　灌木部·蔓荆子》

《本经》首治筋骨间寒热湿痹拘挛，此凉血之故欤，抑不离于温升之阳欤？曰：人身筋骨，全赖经脉之贯注，而经脉之所以贯注者，此精专之营气也。虽水谷之悍气入卫，不能入于脉，然卫气充周，和调五脏，洒陈六腑，遂能入于脉，是有充周之气，乃有精专者以入于营，固无二气也。然则如上主治，岂能外于温升之气乎？第温升之气无凉降，则阳中无阴，与《经》所谓至阴虚天气绝者无二义。惟此味本温升之气以归凉降，有阴降而阳随之化机，故能使阳入阴中，而营气得以贯注，遂为筋骨之利，而痹者通挛者伸耳。先哲言营之机不动，则卫气不布，斯语可互为参也。（即伏虎丹之治瘫痪，拯济换骨丹之治半身不遂，茯神汤之疗心痹，小乌犀汤之治行痹，神效黄芪汤、蔓荆子汤、苦参汤之疗着痹，有一不由于营卫之合以致其用者乎？更参苦参汤，乃治营虚卫实而肌肉不仁者。可知兹味之用，以阴而达阳，即由阳以彻阴也。）再如洁古谓其凉诸经血，又曰气清。《别录》言其益气。大约凉血益气，妙皆以清气为关捩子，盖其气清者，阳得阴以化，东垣所谓阳道得行，即此是气益矣。故气虚而头疼，气虚而着痹，气虚而胸次痞，率于补气中用之，不可想见其气清即气益之微义欤？至其并能化阳之戾者，以气之虚者欲补，此能清其气以达之，气之戾者欲散，此更能清其气以化之，总之于气胥益也。

10.《药症忌宜·痹》

拘挛而痛也。因风寒湿三者合而成，风气胜者为行痹，寒气胜者为痛痹，湿气胜者为着痹。

忌下，收敛，酸寒，苦寒，咸寒，诸药录后。

宜辛散，行气，燥湿，甘寒，淡渗。

漆叶　续断　黄芪　草薢　甘菊花　车前子　甘草　防己　白术　防风　桑寄生　蔓荆实　羌活　独活　牛膝　秦艽　白藓皮　原蚕沙　木瓜　天麻　泽泻　茯苓　威灵仙　海风藤　菖蒲　狗脊　杜仲　石斛　细辛　松节　松叶

11.《圣济总录·卷第一十九 诸痹门·着痹》

论曰：《内经》谓湿气胜者为着痹。地之湿气感则害人皮肉筋脉。盖湿土也，土性缓，营卫之气，与湿俱留，所以湿胜则着而不移也。其证多汗而濡者，以阴气盛也。治宜除寒湿，通行经络则瘥。

治寒湿痹，着而不散，四肢不仁，脚弱拘挛，或疼痛不能行，跌肿上膝，少腹坚不欲食，石斛散方。

石斛（去根，二两）　天门冬（去心，一两半，焙，锉）　附子（炮裂，去皮脐，三分）　独活（去芦头，三分）　桂（去粗皮，半两）　桔梗（炒）　蜀椒（去目及闭口，炒出汗）　细辛（去苗叶，各半两）　麻黄（去根节，三分）　山茱萸　五味子　白芷（各半两）　前胡（去芦头）　秦艽（去土，各三分）　乌头（炮裂，去皮脐）　人参　天雄（炮裂，去皮脐，各半两）　当归（切，焙）　防风（去叉）　莽草（微炙，各三分）　白术（半两）　杜仲（去粗皮，炙，锉，三分）　干姜（炮，半两）

上二十三味，捣罗为散。每服二钱匕，温酒调下，未知稍稍加之，不拘时。

治寒湿痹，留着不去，皮肤不仁，手足无力，侧子汤方。

侧子（炮裂，去皮脐）　五加皮（各一两）　磁石（煅，醋淬七遍）　羚羊角（镑）　防风（去叉）　薏苡仁　麻黄（去根节）　杏仁（汤浸，去皮尖、双仁，麸炒，各一两）　甘菊花　防己　葛根　赤芍药　芎藭　秦艽（去苗土）　甘草（炙，各半两）

上一十五味，锉如麻豆。每服三钱匕，水一盏，煎七分，去滓，温服，不拘时。

治寒湿痹，留着不去，四肢缓弱，皮肤不仁，精神昏塞，附子丸方。

附子（炮裂，去皮脐，一两）　莽草（微炙，半两）　白花蛇（酒浸，去皮、骨，炙，二两）　天南星（炮，三分）　乌头（炮裂，去皮脐，半两）天麻（三分）　干蝎（炒，半两）　桂（去粗皮三分）　防风（去叉，半两）薏苡仁　枫香脂（各一两）　芎䓖（三分）　草薢（一两）　羌活（去芦头，三分）　仙灵脾（一两）

上一十五味，捣罗为末，以糯米粥和捣数百杵，丸绿豆大。每服十丸，荆芥汤或温酒吞下，不拘时。

治寒湿着痹，皮肉不仁，甚至骨髓疼痛者，天雄浸酒方。

天雄（炮裂，去皮脐）　附子（炮裂，去皮脐，各一两）　防风（去叉）独活（去芦头）　当归（切，焙）　白术（各二两）　五加皮　芎䓖　桂（去粗皮）　干姜（炮，各一两半）

上一十味，锉如麻豆，以夹绢囊盛，用无灰清酒一斗浸，春夏五日，秋冬七日。每温饮一盏，任性加减，以知为度。

治寒湿着痹，皮肤不仁，或肢节疼痛，白花蛇丸方。

白花蛇（酒浸，去皮、骨，炙）　仙灵脾　干蝎（炒，各一两）　茵芋　乌头（炮裂，去皮脐）　天南星（炮，各半两）　天雄（炮裂，去皮脐）天麻　桂（去粗皮）　麻黄（去根节）　鹿角（镑）　草薢（各一两）　桑螵蛸（炒，半两）　雄黄（研）　麝香（研，各一分）

上一十五味，捣研为末，拌和令匀，别用天麻末三两，以无灰酒一大碗，慢火熬成膏，和前药末，更捣五七百杵，丸梧桐子大。每服薄荷酒下二十九，不拘时。

治风湿痹，留着不去，四肢休麻，拘挛浮肿，茯苓汤方。

赤茯苓（去黑皮）　桑根白皮（各二两）　防己　桂（去粗皮）　芎䓖（各一两半）　甘草（炙，三两）　芍药　当归（切，焙）　麻黄（去根节，先煮，掠去沫，焙干，各一两半）

上九味，粗捣筛。每服六钱匕，以水二盏，枣三枚劈破，同煎去滓，取一盏温服，空心临卧时。如欲出汗，服药了，以生姜热粥投之，汗出慎外风。

治寒湿痹，留着不去，四肢不仁，干蝎散方。

干蝎（炒）　侧子（炮裂，去皮脐）　独活（去芦头）　桑螵蛸（炒，各一两）　踯躅花（醋拌，炒）　天南星（炮，各半两）　草薢（锉）　天麻　桂（去粗皮，一两）

上九味，捣罗为散。每服一钱匕，温酒调下，不拘时。

治寒湿着痹，四肢皮肤不仁，以至脚弱不能行，侧子浸酒方。

侧子（炮裂，去皮脐）　牛膝（去苗）　丹参（去苗土）　山茱萸　杜仲（去粗皮）　石斛（去根）　萆薢根（各二两）　防风（去叉）　蜀椒（去合口并目，炒出汗）　细辛（去苗叶）　独活（去芦头）　秦艽（去苗土）　桂（去粗皮）　芎䓖　当归（切，焙）　白术　茵芋（去粗茎，各一两半）　干姜（炮一两）　五加皮（二两半）　薏苡仁（炒，半升）

上二十味，细锉如麻豆，以夹生绢囊盛贮，清酒二斗，春夏浸三日，秋冬五日。初服温半盏，日再，未知稍加服。

治风湿着痹，服药虽多，肌肉犹㑊痹，摩风膏摩之方。

防风（去叉）　羌活（去芦头）　芎䓖　细辛（去苗叶）　蜀椒（去目并闭口者，炒出汗）　当归　踯躅花（各半两）　白蔹　白芷　丹参　苦参　黑参　桂（去粗皮）　附子（去皮脐）　乌头（去皮脐）　皂荚（去皮）　莽草（各一分）　杏仁（去皮尖并双仁，半两）

上一十八味，细锉如麻豆，以米醋二升拌匀，浸三宿，熬干，同腊月猪脂二斤，以文武火煎一日，绵滤去滓，瓷瓶贮，每用少许，点摩㑊痹处。兼治一切风毒。其膏年岁深久者尤佳。

治风湿着痹，肌肉㑊厚，不知痛痒，龙虎膏方。

龙骨（二两）　虎骨（三两，酥涂，焙）　当归（切，焙）　桂（去粗皮，各一两）　皂荚（半斤，肥者，去子）

上五味，捣罗为末，先别用好肥皂荚十挺，以苦酒三升，挼取汁，去滓入铛中，煎减半，即入前药同煎如稀饧，入瓷合盛。每用少许，揩摩㑊痹处。

12.《仁斋直指方论·卷之四·附：痹证》

茯苓川芎汤（《宣明方》）　湿气胜者为着痹，湿地水气甚重，着而不去，多汗而濡者，茯苓川芎汤主之。治着痹留注不去，四肢麻木，拘挛浮肿。

赤茯苓　桑白皮　防风　官桂　川芎　麻黄　芍药　当归　甘草（炙，各五分）

上为末。每服四钱半，水二盏，枣三枚，同煎至一盏，去滓，空心温服。如欲出汗，以粥投之。

13.《普济方·卷一百八十七　诸痹门·着痹（附论）》

侧子汤（出《圣济总录》）　治寒湿痹，留着不去，皮肤不仁，手足无力。

侧子（炮裂，去皮脐）　五加皮（各一两）　羚羊角（镑）　防风（去皮）　薏苡仁　麻黄（去根节）　杏仁（汤浸，去皮尖双仁，麸炒，各一两）甘菊花　葛根　赤芍药　芎䓖　秦艽（去苗土）　甘草（炙，各半两）

上锉如麻豆，每服三钱，水一盏，煎至七分，去滓温服无时。

附子丸（一名白花蛇丸）　治寒湿痹，留着不去，四肢缓弱，皮肤不仁，精神昏愦。

白花蛇丸出《圣济总录》）　治寒湿着痹，皮肤不仁，或肢节疼痛。

白花蛇（酒浸，去皮骨，炙）　仙灵脾　干蝎（炒，各一两）　茵芋乌头（炮裂，去皮脐）　天南星（炮，各一两）　天雄（炮裂，去皮脐）天麻　桂（去粗皮）　麻黄（去根节）　鹿角（镑）　草薢（各一两）　桑螵蛸（炒，半两）　雄黄（研）　麝香（各一分）

上为末，拌和令匀，别用天麻三两，以无灰酒一大碗，慢火熬成膏，和前药末，更捣五七百杵，丸如梧桐子大。每服薄荷酒下二十九，不拘时。

天雄浸酒方（出《圣济总录》）　治寒湿着痹，皮肉不仁，及骨髓疼痛者。

天雄（炮裂，去皮脐）　附子（炮裂，去皮脐，各一两）　防风（去皮）独活（去芦）　当归（切，焙）　白术（各二两）　五加皮　芎䓖　桂（去粗皮）　干姜（炮，各二两）

上锉如麻豆，以夹绢袋盛，用无灰清酒一斗浸，春夏五日，秋冬七日。每服温饮一盏，任性加减，以知为度。

茯苓汤（一名茯苓川芎汤，出《医方大成》）　治风湿痹留住，四肢麻，拘挛不仁，浮肿。

赤茯苓（去黑皮）　桑根白皮（各二两）　防己（一方用防风）　桂（去粗皮）　芎䓖（各一两半）　甘草（炙，三两）　芍药　当归（切，焙）

麻黄（去根节，先煮去末干，一两半）

上粗捣筛。每服六钱，水二盏，枣三枚劈开，同煎去滓，取一盏温服，空心临卧时，如欲出汗，服药了，以生姜热粥投之汗出，慎外风。

14.《奇效良方·卷之三十八 五痹门（附论）·五痹通治方》

茯苓川芎汤

治着痹留注四肢，麻痹拘挛浮肿。

赤茯苓　川芎　防风　桑白皮　官桂　麻黄　芍药　当归　甘草（炙，各一钱半）

上作一服，用水二盅，红枣二枚，煎至一盅，空心服之。欲汗以姜粥投之，汗出为度。

15.《医方考·卷五·脚气门第六十》

六物附子汤

附子　桂心　防己（各四钱）　甘草（炙，二钱）　白术　茯苓（各三钱）
水煎冷服。

寒湿脚气，疼痛不仁，两尺脉来沉细者，此方主之。

此痹证也。《内经》曰：寒气胜者为痛痹，湿气胜者为着痹。今疼痛不仁，是寒而且着也。两尺主两足，脉来沉者为里，迟者为寒。是方也，用桂心、附子温其寒。防己、白术制其湿。甘草、茯苓，脾家药也，扶土气之不足，制湿气之有余。然必冷服者，欲附、桂之性行于下，而不欲其横于上也。

16.《仁术便览卷一·痛风》

四肢百节走痛是也。他方谓之白虎历节风。有痰，有风热，有风湿，有血虚。又有痹病相类，行痹即走注疼痛，痛痹则痛风，着痹即麻木不仁。痹类痿，痛为痹，不痛者痿。

治方

陈皮　半夏　茯苓　甘草　黄芩（酒炒）　羌活　苍术　白芷　川芎
当归　香附

上水二盏，姜三片，煎服。在臂痛加薄桂、威灵仙。在腿加牛膝、防己。肥人因痰者加南星，瘦人血虚者加黄柏、生地、芍药，湿者加白术。肢节痛脉涩数者，是瘀血，加桃仁、红花、当归、川芎、大黄，微利之。因于风者，用续命汤。

一方　鸡爪风，手足摇动，不能举物。

五加皮　海桐皮　川乌（炮）　牡丹皮　川芎　赤芍（各五钱）　干姜
肉桂（各一钱）

上为末，每服三钱，用古铜钱一文，香油浸入药，同煎服。

一方　十指痛，或麻木。

大附子　广木香（各等分）　足弱去附子加川乌（炮）

上水煎服。

17.《成方切用·卷七下　燥湿门》

肾着汤（《金匮》，一名甘姜苓术汤）

治伤湿，身重腹痛，腰冷不渴，小便自利，饮食如故，病属下焦。（肾
主水，湿性下流，必舍于其所合而归于坎。势也，腰为肾之腑，冷湿之邪，
着而不移，故腰冷身重，是着痹也。此由身劳汗出，衣里冷湿，久久得之。）
《宣明》用治胞痹，膀胱热痛，涩于小便，上为清涕。（风寒湿邪客于胞中，
气不能化，故水道不通。足太阳经，上额络脑。太阳经气不得下行，上入脑
而流于鼻，则为清涕。）

干姜（炮）　茯苓（四两）　甘草（炙）　白术（炒，二两）

有寒者，加附子。经心录，加肉桂泽泻杜仲牛膝，治同。

喻嘉言曰：腰冷如坐水中，非肾之精气冷也，故饮食如故，便利不渴且
与肠胃之腑无预，况肾脏乎。故但用甘温从阳，淡渗行水之药，足矣。

18.《时方妙用·卷二·痹》

痹者，闭也。风寒湿杂至，合而为痹，与痛风相似。但风则阳受之，痹
则阴受之。虽《内经·痹论》有"风气胜者为行痹，寒气胜者为痛痹，湿气
胜者为着痹"之分，而深究其源，自当以寒与湿为主。盖以风为阳邪，寒与
湿为阴邪，阴主闭，闭则郁滞而为痛，是痹不外寒与湿。而寒与湿亦必假风
以为之帅，寒曰风寒，湿曰风湿，此三气杂合之说也。《内经·寿天刚柔篇》
曰：在阳者命曰风，在阴者命曰痹，以此分别，则两症自不混治矣。若胸痹
及脏腑诸痹，又当别论。《医门法律》分别甚详，宜参阅之。

痹症之实者，宜五积散。

《金匮》治血痹，脉阴阳俱微，寸口关上微，尺中小紧，外症身体不仁，如风痹状，用黄芪五物汤，黄芪、芍药、桂枝各二钱，生姜六钱，大枣四枚，水煎服，一日三服。愚谓为痹症属虚者之总方。

19.《绛雪园古方选注·中卷·内科》

蠲痹汤

黄芪（二钱五分）　防风（一钱二分，去芦）　当归（二钱五分，酒洗）羌活（一钱二分）　赤芍（一钱二分）　片子姜黄（二钱五分，炒）　炙甘草（五分）

上水二钟，生姜五片，大枣二枚，煎一钟，食前服。

蠲，去之疾速也。痹，湿病也，又言痛也。痹分三气杂至，风胜为行痹，寒胜为痛痹，湿胜为着痹。余谓三者兼内外因而言，非独言外因也。盖有肝虚生风，肾虚生寒，脾虚生湿，抑或有诸内因而兼外邪为痹，即《经》言：邪之所凑，其气必虚耳。蠲痹汤为治痹祖方，黄芪实卫，防风祛风，当归和营，羌活散寒，赤芍通脉络之痹，片子姜黄通经隧之痹，甘草和药性，姜、枣和营卫，其义从营虚则不仁、卫虚则不用立法，岂非痹属内外因也乎？

20.《诊验医方歌括·中·痹症》

立极汤

着痹。

立极参苓独附收，苡仁二术杜归牛，枣姜故纸和川断，燥湿强脾着痹瘳。

湿气胜者重着难移，湿从土化，病在肌肉不在筋骨，所谓腰间如带五千钱者是也，当补土燥湿。

党参（四钱）　附子（六分）　当归（二钱）　茯苓（三钱）　白术（一钱）茅术（一钱）　破故纸（一钱五分）　杜仲（二钱）　川断（二钱）　独活（一钱）　牛膝（二钱）　红枣（五枚）　姜（三片）　苡仁（一两，煎汤代水）

21.《张爱庐临证经验方·痹症》

四体疼痛，遇冷则发，甚至颈项强直，右臂不能高举。症得五载，咸谓气血就亏，而一向服补，有增无减。症由风寒湿三气杂受，始于筋络经隧，渐侵骨节，痹症已成，尚恐及痿。《内经》曰：风气胜者为行痹，寒气胜者为痛痹，湿气胜者为着痹。痹久延痿，痿久处痼，日渐日深之病也，岂易骤拔。

姑与宣络泄邪。

威灵仙（酒炒，一钱）　羌活（五分）　炒秦艽（一钱五分）　旋覆花（一钱五分，包）　独活（一钱，酒炒）　炒狗脊（一钱五分）　鲜桑枝（酒炒，二两）　油松节（一两，劈）　（二味煎汤代水）

22.《凌临灵方·着痹》

风寒湿三气杂至合而为痹，风胜为行痹，寒胜为痛痹，湿胜为着痹，足筋痹由血不荣筋，寒湿下注阳明经络而成，脉弦数，苔薄白，治宜疏解。

米仁　西秦艽　带皮苓　怀牛膝　川草薢　全当归　晚蚕沙　虎胫骨　宣木瓜　粒红花　垂下野桑枝　小活络丹（一颗剖开用开水化服）

23.《增订通俗伤寒论·第三编　证治各论·第八章　伤寒兼证·第七节风湿伤寒》

治　着痹燥湿为君，佐以祛风散寒，藿香正气汤加羌活、防风各钱半；行痹疏风为君，佐以散寒燥湿，桂枝橘皮汤加制川乌五分、制苍术一钱；痛痹散寒为君，佐以祛风渗湿，苏羌达表汤加酒炒延胡、全当归各钱半。此为三痹分治之法。有时独用苏羌达表汤加川桂枝、光桃仁各钱半，小活络丹（制川乌、制草乌、制南星各六两、明乳香、净没药、干地龙各二两二钱，刨花水为丸，每丸约重一钱，轻服一丸，重服二丸，烧酒磨汁冲服）用流水、陈酒各半煎服。此为三痹合治之法。凡新病在皮肌血脉者，已历验不爽矣。若留连筋骨，久而不痛不仁，手足瘫痪者，必要壮筋健骨为君，佐以活血行气，蠲痹防痿汤（煅透羊胫骨二钱、炙酥虎胫骨一钱、酒炒透蹄筋一钱、盐水炒杜仲三钱、酒炒川断二钱、炙去毛狗脊二钱、制淮牛膝三钱、骨碎补六钱、生黄芪一两、全当归三钱，酒、水各半煎服）调下一粒金丹（番木鳖煨去油、五灵脂、制草乌、干地龙、芸香各一两五钱，明乳香、净没药、当归各七钱五分，当门子二钱五分，陈京墨一钱五分烧烟尽，各研细末，再合研匀，糯米糊为丸，如鸡头子大，每服一丸，极重二丸，药汤化下，或温酒磨下），久服庶可收功。

秀按　风湿伤寒，一田野间俗名耳。俞君遵守经旨，因症施治，精切不磨，洵不愧积学之老名医也。但此证新而轻浅，能任辛散香燥者，极易奏功。予曾用五苓散加羌防治着痹，桂枝汤加二乌治行痹，麻黄汤加术附治痛痹，效如桴鼓。若久而深重，血瘀化火，液郁化痰，皮肤不荣，经络时疏，大筋软短，小筋弛长，手足麻痹，骨痿于床者，最难奏效。俗谓"痛风易治，木风难医"，真阅历之谚也。惟有用《外台》竹沥汤，化下丹溪神效活络丹，生津涤痰，活血通络，以渐取效。间服史国公酒，养血祛风，舒筋活络。一面嘱病家访求善针者，七日一针，二七一针，以疏通其脉络，内外并治而已。

廉勘 ……若着痹，世皆称麻木不仁，俗称"木风"，较痛风已进一层，由络瘀压迫脑筋，脑筋将失觉动之能力，丹溪翁所谓"麻是气虚，木是湿痰瘀血"是也，初用除湿蠲痹汤加减（杜苍术、赤苓各二钱，生於术、泽泻、广皮各钱半，川桂枝八分，拌研滑石四钱包，淡竹沥三瓢，姜汁三滴，和匀同冲，先用酒炒桑枝、青松针各一两，煎汤代水。林义桐经验方）调下小活络丹一二丸。如已湿郁化热，留滞关节肢络，当用防己苡仁汤（酒炒木防己、杜赤豆、川萆薢、大豆卷、绵茵陈各三钱，晚蚕沙四钱包，制苍术、宣木瓜各八分，川柏五分，木通一钱，先用生苡仁、酒炒桑枝各一两，煎汤代水。耶溪胡在兹验方）送下桃仁控涎丹（桃仁泥、煨甘遂、制大戟、白芥子各一两，姜汁、竹沥捣糊为丸，如桐子大，每服七丸至十九。《丹溪心法》附余方），峻逐湿热痰瘀，宣经隧以通络脉。

24.《症因脉治·卷三·痹证论·外感痹症·湿痹》

湿痹之症 或一处麻痹不仁，或四肢手足不举，或半身不能转侧，或湿变为热，热变为燥，收引拘挛作痛，蜷缩难伸，名曰着痹，此湿痹之症也。

湿痹之因 或身居卑湿，湿气袭人，或冲风冒雨，湿留肌肉，内传经脉，或雨湿之年，起居不慎，而湿痹之症作矣。

湿痹之脉 脉见浮濡，乃是风湿；脉见浮紧，乃是寒湿。脉洪而数，湿热之诊。

湿痹之治 发汗，羌活除湿汤。胸满闷，茯苓汤。风湿，苍防二妙汤。寒湿，术附汤。湿热，苍柏二妙丸。

羌活除湿汤 通治风寒湿热，四气成痹。

羌活 防风 柴胡 独活 苍术 茯苓 泽泻 猪苓 甘草 陈皮 黄连 黄柏 川芎升麻

茯苓汤 即枳桔二陈汤易赤茯苓。

苍防二妙汤　治风湿成痹。

苍术　防风

二味等分同煎。

术附汤　治寒湿成痹。

苍柏二妙丸　见前湿热痿。

25.《证治汇补·卷之三 外体门·痹症》

茯苓汤　治寒胜为痛痹，肿痛拘挛，无汗。

赤苓（一钱半）　桑皮　防风（各一钱）　官桂（五分）　川芎（一钱二分）　芍药　麻黄（各一钱）　姜　枣

茯苓川芎汤　治着痹，四肢重着，流注于经，拘挛浮肿。

即上茯苓汤。加苍术、炙草、大枣。温服，欲出汗，以温粥投之。

26.《医学刍言·第十五章 痛风、痹、腰痛》

痹　痹证与痛风相似，痹则着而不行，风则走痛无定。《内经》云：风胜为行痹，即痛风也；寒胜为痛痹；湿胜为着痹。是则痹证属寒湿也。治法不外温通以祛寒湿，宜五积散、黄芪桂枝五物汤。

27.《一见能医·卷之七·病因赋下·痹症寒热与风乘》

治着痹者，燥湿为主，而以祛风散寒佐之，大抵参之补脾之剂。盖土旺则能胜湿，而气足自无顽麻也，通用蠲痹汤加减主之（蠲痹汤：赤芍药、片姜黄、川羌活、当归全、炙西芪、炙甘草、大枣、生姜）。痛甚者，佐以松枝酒。

28.《明医指掌·卷七·痹证六》

湿痹

湿胜，脉沉缓，留住不去，四肢麻木拘急，浮肿，茯苓川芎汤。风湿痹，脚膝肿痛，行步艰难，腰、膝、臂、髀大骨痛，苍术散。手足流注疼痛，麻痹不仁，难以屈伸，当归拈痛汤。（方见脚气。）

茯苓川芎汤

赤茯苓（一两）　桑白皮（一两）　防风（半两）　肉桂（半两）　麻黄（去节，半两）　川芎（半两）　芍药（半两）　当归（半两）　甘草（半两）

每用五钱，姜、枣煎服。

苍术散　治湿热成痹。

苍术（四两，泔浸）　黄柏（四两，酒炒）　虎胫骨（酥炙，二两）
防风（一两）

末之，每服二钱，白汤调下。

29.《类证治裁·卷之五·痹症论治》

着痹　留着定处，身重酸疼，天阴即发，除湿蠲痛汤加蚕砂、防己、薏
米。不应，补中益气汤加附子、羌活、黄柏。

30.《顾松园医镜·卷十三·书集·痹》

着痹主方　治湿气胜者，为着痹，肢体重着，不能移动，疼痛麻木。

前方加苍术（燥湿），茯苓、泽泻（渗湿），天麻（主治湿痹麻木）。
甚者加白藓皮（清湿热，疗死肌）。脚膝肿痛（湿郁为热也）加黄柏、防己（专
祛下焦湿热）。

31.《医碥·卷之三·杂症·痹·治法》

着痹：白米半碗，薏苡仁数钱，生川乌末四钱，熬粥，宜稀薄，下姜汁、
蜜各二三茶匙，空心啜之。然非有风，川乌不宜用。张子和以苦剂吐去湿痰，
次用白术、茯苓，寒加附、姜煎服。着痹：大概气必虚，四君子（见气）为主，
加去邪之品。

32.《江泽之医案·十一、痿痹》

湿胜成为着痹，拟方徐图之。

姜黄　木瓜　黄芪　橘络　防风　白术　象皮　当归　苡仁　桑枝

33.《江泽之医案·三十一、腰痛（附腹痛、胁痛、腿痛）》

寒湿着痹，腰胯连腿作痛，拟方徐图之。

於术　炮姜　赤苓　附片　杜仲　泽泻　狗脊（酒浸）　牛膝　木瓜
甘草

34.《全国名医验案类编·初集　四时六淫病案·第四卷　湿淫病案》

湿痹案（内科）

黄衮甫（住金山吕巷镇）

病者　黄松林，年三十八岁，业农，住泖湾村。

病名　湿痹。

原因　初伤湿，继受寒，寒湿相搏，遂致麻痹。

证候　左足胫疼痛，伸屈不利，步履维艰。

诊断　脉左沉迟，右稍弦。证脉合参，断为着痹。《内经》论痹症，每与中风相合，然风则阳受之，而痹则阴受之。痹者闭而不通之谓也，今寒湿客于下，下焦属阴，以阴遇阴，湿性腻，寒性迟，湿遇寒而凝结愈力，寒遇湿而壅闭不宣，不通则痛，通则不痛。

疗法　方用麻黄、附子为君，黄芪、白术、白芍为臣，秦艽、伸筋草等为佐，使祛寒化湿之品，与通经活络互参。

处方　带节麻黄（三分）　西芪皮（钱半）　左秦艽（钱半）　丝瓜络（三钱）　伸筋草（三钱）　淡附子（六分）　焦白芍（钱半）　炙甘草（四分）生白术（钱半）　千年健（钱半）

效果　服药四剂，痛势愈半。后西芪、白芍加倍，再四剂而病愈。

廉按　案语精湛，处方稳健，于痹证确有心得，非博历知病，屡用达药者不办。